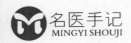

妇科

医生对你说2

与专家做闺蜜

高泳涛 著

上海科学技术出版社

图书在版编目（ＣＩＰ）数据

妇科医生对你说. 2，与专家做闺蜜 / 高泳涛著. --
上海 ： 上海科学技术出版社，2020.11（2024.4重印）
ISBN 978-7-5478-5056-5

Ⅰ．①妇… Ⅱ．①高… Ⅲ．①妇科病－诊疗 Ⅳ.
①R711

中国版本图书馆CIP数据核字(2020)第166001号

———

本书获得 2018 年上海交通大学医学院研究生院
教育教学改革与研究项目支持

妇科医生对你说 2
——与专家做闺蜜

高泳涛　著

上海世纪出版(集团)有限公司
上海 科 学 技 术 出 版 社　出版、发行
(上海市闵行区号景路 159 弄 A 座 9F－10F)
邮政编码 201101　　www.sstp.cn
上海盛通时代印刷有限公司

开本 787×1092　1/16　印张 10
字数：160 千字
2020 年 11 月第 1 版　2024 年 4 月第 2 次印刷
ISBN 978－7－5478－5056－5/R·2164
定价：48.00 元

———————————————————————————————————————

本书如有缺页、错装或坏损等严重质量问题，
请向工厂联系调换

阅读指引

2019 年深秋,《听懂话,看好病：妇科医生对你说》出版后 2 个多月的时候,当当网上举办了一场访谈活动,邀请作者高泳涛进入直播间,给网友说一说妇科诊室里的故事。这场直播后来被我们称为"闺蜜下午茶"。

这真的是我组织过的最特殊的专家访谈,因为高医生还带来了一大串闺蜜——她的粉丝们,绝大多数是患者。这些粉丝兼任了主持人、嘉宾、场记、摄影师、道具师……甚至后期视频合成,让人不能不感叹：患者和医生之间怎么会有这么高度的契合和相知? 高医生的粉丝们怎么都那么优秀,优秀的女人又是多么美丽!

陈曦、书滢、Wendy、梁亦……每个美女都在直播中分享了她们和高医生的医患故事,然后意犹未尽的我们从直播间转移到咖啡馆,继续分享在访谈中不能畅聊的话题。氤氲蒸腾的咖啡香中,让人含泪而笑的故事里,第二本书的

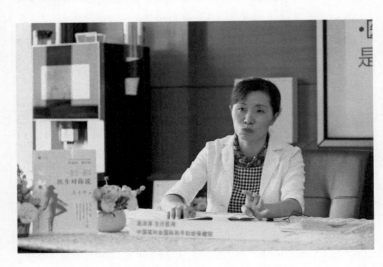

雏形悄悄萌芽,但是那天大多数人还没有意识到,只盼望着下一场"闺蜜下午茶"的举行。

"闺蜜下午茶"计划因新冠疫情的影响一拖再拖,然而疫情却使得《听懂话,看好病:妇科医生对你说》图书附带的读者群变成了医患交流的重要场地,很多读者通过图书咨询平台获得高医生的远程帮助,并恳切地要求:我也要成为高医生的闺蜜!

从线下到线上,一个个真实的医患故事让我们做第二本书的想法一点点成形。到第 3 个读者群成立的时候,高医生终于下定决心开工第二本,书名就取"与专家做闺蜜"。

什么样的人能和专家做闺蜜?什么样的患者能获得高医生的帮助?第一个问题需要读者通过阅读和交流领悟,第二个问题现在就可以告诉你——作为本质上是医学科普读物的书,作者书写的故事包罗以下疾病:子宫内膜癌、子宫肌瘤、特纳综合征、生殖道炎症、卵巢早衰与萎缩性阴道炎、HPV 感染、不孕症、卵巢癌、子宫切口憩室、异位妊娠、子宫内膜增生过长、前庭大腺脓肿、多囊卵巢综合征……

这些病名是不是让人很紧张?不要怕,高医生会像闺蜜一样告诉你怎么办。

责任编辑　许　蕾

2020 年 9 月

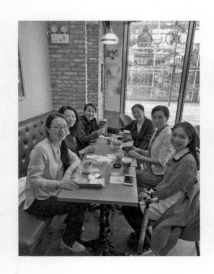

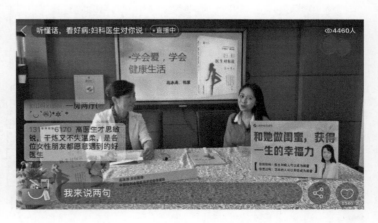

前言

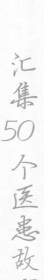

2019年9月，我的第一本书《听懂话，看好病：妇科医生对你说》正式出版，我实现了一个医生做作家的梦想。当朋友或读者对我说，期待我的第二本书的时候，我只把它当做一个不可能实现的美好祝愿。我心想：我用26年的功力浓缩了一本精华，怎么可能还有能力再写上一本？

可是随着不到两个月便启动的该书的第二次印刷，在朋友圈、诊室里、平台上看到越来越多的反馈和书评，我看到了我作为医生的言和行，曾经给朋友们、患者们留下了什么样的感受和影响。这些评论就像一面镜子，让我看到了在患者心目中一位医生应该有的样子。

2013年8月21日，初诊时，我清晰记得您的耐心倾听，明确的诊断，给了我信心，让我选择勇敢面对……

2014年7月10日，手术成功，清晰记得您查房时的微笑和叮嘱，给了我希望，让我选择微笑面对……

2018年6月1日，怀孕的喜悦被新发现的肌瘤所冲散，忐忑不安中，清晰记得您的"和平共处"建议，让我选择乐观面对……

不知不觉，已和高医生认识6年多了，孩子也已经快2岁了。其间，不定期的复查、短暂的交流让我备感温暖。每次见面，那句"你来了"备感亲切。这次一口气读完高医生的《听懂话，看好病：妇科医生对你说》一书，被生动的故事、形象的小诗和医生的人格魅力所吸引。6年前偶尔的选择注定相遇，6年间彼此的信任拉近距离。捧书在手，如君相

汇集50个医患故事

伴,温暖随行。

这是那位就诊了 6 年的小薛一字一句用笔写在纸上的读后感。

去年年底在线上向高医生问诊过,觉得她非常热情亲切,这次随访直接挂了高医生的号面诊。她经验丰富、非常专业,解释得条理清晰,还能够从患者的角度来考虑最恰当的方案。高医生看的不仅是"病",还看"得病的人",专业之外有温暖。医生和患者交流的时间是有限的,但医生的建议却会带给患者看病后长期的心态影响。"偶尔治愈、常常帮助、总是安慰",医生的人文关怀实在太重要了。最近又重温了高医生的《听懂话,看好病:妇科医生对你说》,也是非常温暖的读物。真的非常好。

这是一位姓沈的患者在问诊平台上的留言。

现在作为高医生"闺蜜"的我,与她缘起 10 年前的夏末,因当时合并妊娠并发症,经朋友介绍我俩相识。在那段人生中异常紧张、焦虑、害怕的日子,是高医生一直的陪伴和鼓励给了我莫大的温暖、安全与力量,直到大宝健康地降临。

之后高医生被我麻烦过很多次,她俨然已成为自己的私人医生,每次身体不舒服或者亲戚朋友有疑难杂症需要解惑时,第一个就想着去求助她,也总能得到我"最想要的回答"。那是因为她会站在患者的角度给予建议,是专业的指导,更有朋友式的关怀。有人曾说"病人找到好医生,是一种运气,而要和医生成为好朋友,更是奢求",而我却有幸实现了这个奢求。

这是从"二级朋友圈"——朋友的朋友身份,发展为闺蜜的燕子的心里话。

一条条、一段段的评论让我不由回忆起与这些患者交集的往事,无论是在诊室面诊时从"新患"到"老友"的故事,或是网上问诊从"网友"到"朋友"的故事;还是在朋友圈里从"朋友"到"闺蜜"的故事,都串起了一个一个真实而值得回味的朋友式的医患故事。

讲讲 50 种妇科病症

因此，当编辑许老师问我，能否把这些不同身份来源的故事写下来，作为第二本书出版呢？我突然发现，我找到了新的创作源泉！

如果说前一本书是总论，那这本新书就是分纂；如果说前一本书主要侧重于把专业的理论通俗化，那这本新书就是把专业的知识故事化。我从 27 年职业生涯中挑选 50 个真实的医患故事，以叙事医学的形式展开，每一个故事对应一种病症，听听患者的担忧和困惑，说说疾病的治疗和转归，聊聊注意的事项和叮嘱，既普及了妇科医学科普知识，也能传播医学人文关怀。

2020 年 1 月，新型冠状病毒感染肺炎疫情的暴发，让网上问诊也成了一种新的就医途径，而《听懂话，看好病：妇科医生对你说》一书开辟的医患沟通群亦为疫情期间一些患者/读者解决了就医问题，让诊间医疗的内涵和外延都得到了充实和拓展，也丰富了我的职业体验，拉近了我跟患者的距离。

作为一名专业学位的硕士研究生导师，在平时的带教工作中，我还体会到对于临床专业学位的硕士、博士研究生教育，培养学生"能看病、会交流、懂心理、有人文"的综合素质也非常重要，这是一种潜移默化、春风化雨式的传授和浸染。

希望这本《妇科医生对你说 2——与专家做闺蜜》，既可以是妇科疾病患者、各年龄段女性读者的床头书，也可以成为医学生和年轻的医生们学习做一名"接地气"的医生的参考书。

高泳涛

2020 年 9 月

让 50 × N 个女性拥有闺蜜般的专家指导

目 录

第二章　从"网友"到"朋友"——网上问诊的故事 / 75

第三章　从"朋友"到"闺蜜"——朋友圈里的故事 / 115

第一章

从『新患』到『老友』——诊室面诊的故事

医院是个小社会，诊室是个大舞台。与我而言，每个接诊过的患者不是一个个不断累加的数字，而是一个个真真切切的人物。患者在诊疗过程中的语言、表情和反应，都交织着她们的喜怒哀乐，映射着她们最为隐秘的心理活动。当患者把与疾病相关的故事坦诚地告诉我的时候，我收集到的不是她们的隐私，而是一份她们给予我的信任。

医生要担得起患者的这份信任，履行医者的责任，让患者在就医过程中体会到医生的关爱；同时，患者也要尊重医生的专业性和权威性。医患之间彼此的信任和尊重是沟通的基石，平等和同理心是沟通的桥梁，做到这些，便能营造出一种理想的朋友式的医患关系。

行医 27 年，当我从一个"小"医生变成一个"老"医生时，一些"新病人"也慢慢地变成了我的"老病人"。其间总有一些印象深刻的病例丰富了我的工作经历和社会阅历，这 25 个在诊室面诊过程中发生的故事便是一个个缩影。

组团式就医

常常会遇到三两个闺蜜或同事结伴而来就诊,她们结伴或者是因为需要互相打气才敢来与医生"相会",或者是因为一起在单位体检发现了妇科的问题。她们会给候诊区或诊间带来不少"活泼的气氛"——要么不时窃窃私语地聊着天,要么不时拿出超声报告单或化验单比较彼此数值上的高低。

我还常常遇到其他两种组团式就诊,一种是母女档,一种是姐妹档,这其中会有什么关联吗?

1

华氏三姐妹是给我印象比较深刻的一组。之所以说印象深刻,是因为第一天就诊时她们就用独特的出场方式引起了我的注意。三个体形相似的女子同时挤进了诊室:"医生,我们是三姐妹,挂的号也是连着的,能一起看吗?"

我抬头一看,哈,眼前被色彩惊艳了一下。三姐妹分别穿着同款的墨绿、米黄、玫红色的大衣,各自背着同款与大衣同色系的拎包,显得尤其统一。我一下子被逗乐了:"看出来了,果然是三姐妹。不过,为了避免混淆,还是需要分别进来哦。"

首先看诊的是 37 岁的小妹,她的情况是"发现子宫肌瘤 3 年,随访过程中逐渐增大,备孕2 年还是没有怀孕,已排除了排卵异常和男方的精子问题。复查肌瘤为多发性肌壁间型,最大的两个肌瘤一个直径 6 厘米,一个 5 厘米。"

"平时月经量多吗?经期延长吗?有尿频等不适吗?"在了解了基本病史后我又问道。

"月经周期都很准的,经量也正常,一般 6 天就干净了,平时小便憋不住,稍微多喝些水,就不停想上厕所。高医生,我这种情况是不是需要手术呢?"小妹担忧地问道,"我年龄不小了,我和丈夫都想尽快生育宝宝。"

"你的子宫肌瘤已经导致了不孕,且肌瘤也比较大,同时还有尿频等压迫症状,所以需要手术剥除肌瘤后再怀孕。"我解释道,"如果术中证实肌瘤没有进宫腔,那么术后一年就可以备孕。"

第二个就诊的是二姐,42 岁的她穿着米黄色的大衣,脸色显得更黄白了。

还没等她落座,我便提前发问了:"是不是月经量很大,也有子宫肌瘤?"

"是的,医生,我一直月经很多,头几天都要用拉拉裤。体检发现有中度贫血,还有个子宫肌瘤直径 2 厘米。我这个肌瘤不大,应该不需要开刀吧?"她试探性地问道。

我一看超声报告,就给她了一个否定的回答:"你是子宫黏膜下肌瘤,虽然直径不大,只有 2 厘米多,但是因为是向宫腔生长的,所以会引起明显的经量增多,长期下来就造成了贫血。所以,你也需要做手术。"

"那我也是像我妹妹一样在肚子上打洞,做微创手术吗?我从来没有开过刀,我害怕的。"对于这个结果,二姐显然没有思想准备,脸色似乎更苍白了。

"你们两姐妹的肌瘤位置不同,手术入径也不同。你妹妹的肌瘤以肌壁间为主,所以可以做腹腔镜手术剥除,也就是俗称的'打洞'。而你的肌瘤主要位于宫腔内,因此可以采用另一种微创方法,即宫腔镜手术。这种方法只需要通过阴道进入宫腔将肌瘤剥除就可以了。也可以说,比腹腔镜更无'创',因为没有手术瘢痕。接下去,你只要纠正贫血,就可以准备手术了。"我的解释让二姐苍白的脸色稍稍有了些血色。

医生的话

子宫肌瘤在 30 岁后的女性中非常常见,如何处理要结合年龄、生育要求、症状、肌瘤的位置和大小等综合因素来考虑。

子宫肌瘤是良性肿瘤,发生恶变(肉瘤变)的仅约 0.5%。但绝经后肌瘤体积不缩反增,或伴有阴道出血和疼痛者,要引起高度重视。

子宫肌瘤的确切病因尚不明确,它的发生与遗传相关,雌激素和孕激素都能刺激肌瘤的生长。

最后进来的是大姐,看上去她的气色和状态最好。"医生,我也有两个肌瘤,一个 5 厘米,一个 3 厘米,我是不是也要开刀啊?我听别人说,肌瘤超过 5 厘米就要开的。我不怕的,拿掉就拿掉。我之前剖宫产,开完刀别人都说痛,可我一点都没觉得。所以这次再开一刀,我也不担心。"

"你的月经还准时吗?平时的经量如何?有没有什么不舒服?"我并没有接她的话,而是先询问起病史来。

"我最近一年多来月经时间开始拉长了,有时 1 个半月,有时 3 个月才来一次,平时经量也不多,一次一包日用卫生巾也用不掉。小便和大便都正常,也没有什么不舒服。要不是这次两个妹妹都查出了肌瘤,让我也一起去做个超声,我还真不知道自己也有。"大姐快言快语道。

"从你的年龄和月经的变化上看,你可能已经进入了围绝经期。而你的肌瘤虽然也不小,但是并没有引起症状,所以,暂时不需要做手术。你可以定期检查下,如果肌瘤没有变化,可以选择随访。"我说道。

"啊,是这样啊,那太好了! 可为啥我们三姐妹都是同一个病,可治疗方法却不一样呢?"大姐提出了她的疑惑,"还有,为啥我们都会有肌瘤呢,是不是有遗传的?"

"你们的妈妈也有子宫肌瘤?"我问道。

"是的,我妈妈 40 岁时就因大出血把子宫开掉了,当时我们都还小,记不太清楚。这次她知道我们都查出来这个病,就告诉我们她当时也是因为子宫肌瘤做的手术。"大姐的话,证实了我的猜测。

"的确,子宫肌瘤有遗传倾向,往往母女、姐妹都有。不同的子宫肌瘤处理方式是不同的,要因人而'异'。用一句话来说就是'不看多少看位置,如何处理重表现'。所以,你们姐妹三人的处理方式就不同啦。"我的解释解开了大姐的疑惑。

2

之后的两年多时间里,三姐妹会定期来复诊。大姐在 1 年后绝经了,随访肌瘤逐渐在缩小,用她自己的话来说就是"逃过了一刀";二姐宫腔镜术后,月经量明显减少,贫血也纠正了;小妹腹腔镜剥除肌瘤后避孕 1 年多,随访有小肌瘤复发但并没有增大,备孕 4 个月后也如愿怀孕了。

让她哭一会

1

刚进入诊室,还没有来得及叫号,诊室的门就被推开了,一位 50 岁左右体态偏胖的患者就一步跨了进来:"医生,这是我的病理报告,预检台的护士说是不好的,让我找你加个号。"

我一看,病理报告单上写着"子宫内膜样腺癌 1 级,癌周内膜不典型增生"。

加了号,等轮到她看时,这位叫郭芬的患者由她丈夫陪进来了。"医生,她这几天吓坏了,吃不下,睡不着,我只能陪她一起进来,可以吗?"她丈夫低声问道。

"可以的,你一起来听听更好。"

"医生,我是郊区的,两周前到外地亲戚家过年,突然出现了大出血。在当地医院急诊,医生说要刮宫,刮宫后出血倒是止住了,我还以为没事了,可三天前拿到报告说是癌。我吓死了,赶紧赶回来,你帮我看看,我该怎么办啊!"刚说到这里,她的眼睛就红了。"我问了我们当地的医生,他们说是癌的话,不仅要手术,还要做化疗,甚至还可能要做放疗。我这病还能不能治好啊?"终于,她没有再忍住,开始哭了起来。

她丈夫有些不好意思,拍着她的背,说道:"别哭了,别哭了,让医生笑话你。"

"没关系的,让她哭一会儿,"我说道,"她的心情我们都理解的。"

等她略微平复些,我朗声说道:"你算运气好的。"

"啥,我还运气好?!"郭芬抬头瞪着我,"医生,你这是啥意思?"

我指着病理报告问道:"你前几年是否有过月经多、经期长的情况? 是否刮过宫?"

"是的,5 年前和 3 年前各有过一次,两次刮宫后也吃过一段时间的药,后来好了一段时间。这段时间也有过月经不好的情况,月经 2～3 个月才来一次,我想可能与更年期有关,所以也没有来看病。"郭芬边擦拭着眼泪边说道,"是不是现在看,太晚了?"

"说你运气好,有两个原因。"我顿了顿,"一是因为你这次虽然是大出血,但是及时做了诊刮,发现了病变;二是因为从你的病理诊断报告上看,你的肿瘤恶性程度低,应该是非常早期的病变,只要做个手术就可以。如果术后最终的病理报告明确没有升级,后续其他治疗也不需要做。"

"啊,这么简单?"郭芬有些不敢相信。

"是呀,就这么简单。其实你的病是一个不断在进展的过程,几年前是子宫内膜增生症,治疗过但没有坚持随访,所以慢慢进展为早期子宫内膜癌。它的过程就是:子宫内膜良性增生——子宫内膜不典型增生——子宫内膜癌,如果在子宫内膜不典型增生这阶段就发现,单纯切除全子宫和双侧附件就可以。现在进展到了子宫内膜癌,为了明确手术病理分期,还需要做腹主动脉旁和盆腔淋巴结活检或切除术,手术范围会更大一些,但腹腔镜下就可以做,是微创手术,也很安全。"

"好的,我们听你的,医生。那下一步我们该怎么办?"郭芬夫妻异口同声地问道。

"先把外院诊刮的病理玻璃片借出来,由我院的病理科医生会诊下,看看病理诊断是否相符,这对于你之后手术方案的制定和诊断是必须的。第二,今天就把术前检查做好,下次门诊时根据这些报告来预约入院时间。"

2

一周后再次看到郭芬时,我看到的是一张笑得非常灿烂的脸。"高医生啊,我病好了!"

"什么,手术没做就好了?"我也被她弄糊涂了。

"虽然还没开刀,但我觉得我的病基本上都好了!上次你跟我们说了这些话后,我的心一下子放下来了,不再害怕了,只想尽快配合医生做好手术。你知道吗?那天回家,我老公也跟我说:我们烧点油焖笋吃好吧?我们一下子都有胃口了。"郭芬快言快语道,"高医生,上次你让我哭一会儿,我真的觉得一下子放松了。"

3

三周之后,气色和状态都很不错的郭芬又出现在了诊室门外,"高医生呀,我出院快两周了,你看我神气吗!这是我的手术病理报告,是不是就是早期,不需要做其他治疗了?"

果然,子宫内膜癌仅限于子宫浅肌层,腹主动脉旁淋巴结和各组盆腔淋巴结都没有转移。"是的,早期,不需要做化疗或放疗,定期随访就可以。怎么样,这下不会再哭了吧?"

"哈,那我彻底放心了。不哭了,不会再哭了。"郭芬一边

医生的话

子宫内膜癌,好发于绝经前后的女性,其中子宫内膜样腺癌是最常见的一种类型,缘于子宫内膜在单一雌激素的作用下发生内膜异常增生继而癌变。症状常表现为绝经后阴道流血,或月经增多、经期延长或月经紊乱。

从简单型或复杂型增生到不典型增生(癌前病变),再到癌变,在此过程中若能及时发现和正规治疗,可以阻止疾病的进展。若有相关病史,一定要重视治疗。

不好意思地说着，一边拿出一张纸，"高医生，谢谢你，这是我的感谢信，我不太会说话，但是我是一辈子不会忘记你的。"

我展开信纸，跃入眼帘的第一句话就是："第一次门诊时，高医生的一句'让她哭一会儿'，让我心情一下子就放松了，我想我这下有救了……"

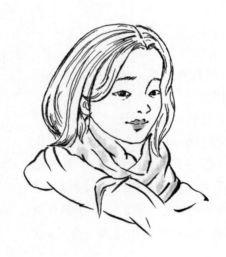

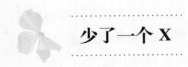

少了一个 X

第一次见到小小的时候我还以为她只有十二三岁，也就刚过 1.5 米的个子，瘦瘦弱弱的，与她 17 岁的实际年龄根本不相符。

1

"医生，我是她妈妈，我来跟您说一下病情，"陪在身旁的小小妈妈快速地把诊室的门关上了，然后低声地说道，"我女儿的情况有些特殊，她属于特纳综合征。"

特纳综合征患者是因为性染色体异常而导致的先天性性腺发育不全。正常女性的染色体核型应该是 46,XX，而如果缺少一条 X 性染色体的话，她的核型就会变成 45,XO。在临床上会表现为原发性闭经、身材矮小、第二性征发育不良。这种疾病在临床上并不多见，而我也是第一次在门诊遇到，"你们是怎么发现她有这个疾病的?"我有些好奇。

"她小学时个子就矮，一开始我们并没当一回事。可直到小学毕业身高还不到 130 厘米，我才想到是不是有问题。到好些医院查了下，最后在儿童医院的内分泌科诊断为特纳综合征。当时医生给了我们一个方案，就是先打几年的生长激素。"小小妈妈有条不紊地说道，"还好，打了生长激素后她的身高从 130 厘米逐渐长到了 152 厘米。去年开始我们就停生长激素了，因为不会来月经，所以儿童医院的医生建议我们到专科医院来看下。"

"我们先来做个检查吧，再做个盆腔超声看看子宫的情况。"我边说边为小小做了一个体检。果然，因为卵巢没有产生雌激素，她的乳房几乎没有发育，外阴也是幼女型的表现。盆腔超声提示两侧卵巢未显示，子宫小，子宫内膜才 2 mm。

"小小属于原发性闭经，也就是说因为卵巢不发育，所以不会排卵，也不会自己来月经。"我如实相告。

"那有没有办法用一些药，可以来月经呢?"一直沉默不语的小小羞涩地问道，"因为今年我就要高考了，上了大学住校，没有月经要被室友们笑话的。我……我不想被同学们知道我这个生理的秘密。"

"我们可以做人工周期呀，"我微笑着对着小小说道。"你虽然卵巢不发育，但是你有子宫；虽然子宫目前有些小，但是通过补充外源性的雌激素可以促进子宫的发育。在这个基础上，我们再使用孕激素，就可以来月经了。"

"是吗?!"小小的眼睛里放出了光彩。

"是的哦。子宫是一个很听话的器官。子宫内膜会在雌激素的作用下先出现增生反应，到一定时间，比如说 2 周，就像正常排卵周期的前半周期，这时候再联合使用十天左右的孕激素，模拟排卵后产生的孕激素和雌激素，子宫内膜就会出现分泌反应。如果这时候停药，子宫内膜就会出现撤药性出血而产生月经。"我尽量用小小能听懂的话进行解释。

"哦，那我们该怎么用药?"小小妈妈最关心的还是孩子的健康。"这些药会有什么副作用吗?"

"小小需要长期使用这两种性激素。一来可以促进子宫的发育，产生并维持一些女性的第二性征;二来也有利于她以后心血管、代谢和骨骼等系统的健康。我们可以尽量选择接近天然雌、孕激素的药物，且使用有效的最低剂量，将副作用降到最小。在使用过程中，会定期随访肝肾功能和凝血功能来进行监测，总体上还是很安全的。"

于是，我帮小小开出了处方，连续吃 21 天的雌激素，其中第 11 天开始每天加用 2 次的孕激素，并关照了用药的注意事项。

2

一个多月后，小小来复诊了。"医生，我停药 2 周了，但还是没有来月经。不过，会有一些白带，这在以前是从来没有过的。"

"不急，这次没来月经也是预料之中的。因为你的子宫被'打入冷宫'多年，一下子还很难对雌孕激素产生反应。我们可以稍微增加一些雌激素的剂量，再试几个月。你现在有了一些白带，说明生殖道黏膜已经开始有反应了。"

在增加了雌激素的剂量后，第二个月的治疗获得了满意的结果。再次复诊时，小小兴奋地告诉我她也有"大姨妈"了。

接下去的几个月里，因为忙高考，每次都是小小妈妈来代诊配药的，我了解到小小月经的量、色和持续时间都属于正常范围。当得知她们家在外地，每次过来都要乘高铁当天来回时，我问小小妈妈为何不在当地配药，因为这些都是很

医生的话

原发性闭经是指女性年龄过了 16 岁，虽有第二性征发育但无月经来潮，或年龄超过了 14 岁，仍没有第二性征发育和月经，多数由于遗传因素或先天性发育异常导致。

当发现孩子生长发育明显迟于同龄人时，家长一定要及时就诊查明原因，及时干预治疗。

常用的药。小小妈妈无奈地说道:"一来我们想为孩子保守这个秘密,二来我们怕有的医生会歧视她。因为有次我们去配药,当地医生就像看怪物一样盯着小小打量。到高医生你这里来,我们就没有这种感觉,每次接诊时你总是很注意保护我们的这个秘密。所以,路上再麻烦,我们也要过来配药。"

高考结束后的一天,小小来复诊了。我欣喜地发现,小小的个子长高了,而且乳房和外阴也开始发育了。超声检查提示她的子宫也增大了。"这些变化都离不开雌激素的功劳哦!"我笑着对小小说。

3

两年期间,每逢寒暑假,小小都会和她妈妈一起来复诊,而每次我都会发现她又有了新的变化。去年暑假时,小小已出落成了一个亭亭玉立的少女,159厘米的个子,饱满红润的脸颊,微微骄傲隆起的小胸脯,谁还会想到她是一个特纳综合征的患者呢!

分手的代价

在点击候诊名单叫号下一位就诊者时，一个熟悉的名字跃入了我的眼帘：山山。之所以记住这个名字不仅是因为姓的特殊，还因为她的第一次就诊让我印象比较深刻。

1

当时山山是由她妈妈陪着进来的，紧紧地抿着嘴，蹙着眉，似乎心事重重。一落座，她妈妈先开口了："医生，我们想查一查有没有性病，请你把该做的检查都帮她做了。"

"性病？你有什么接触史吗？结婚了吗？最近有什么不舒服？"我问山山。

"她还没有结婚，有男朋友。我最近发现她有些不对劲，一天要换好几次内裤，问她也不肯说什么，就是说白带有点多，颜色发黄，还伴有小便不舒服。我听说性病就是有这些症状，所以今天就逼着她来看看。"山山妈妈抢着回答。

看着山山欲言又止的样子，我知道需要请她妈妈暂时离开下诊室："我要给她做个妇科检查，请你先在诊室外等下。"

当诊室里只有我们两个人时，山山的眼泪就下来了："高医生，我好害怕，我会是性病吗？"

通过病史询问，我了解到，23 岁的她刚刚大学毕业，有个从大学二年级就开始交往的男朋友。曾有过多次性生活，最近一次是在 2 周前，两人一起到外地出游时发生的。前几天，她发现外阴出现刺痛，白带又黄又多，而且有轻微的尿频。问了男朋友，对方支支吾吾不肯正面回答这个问题。在妈妈的坚持下，她便下决心来明确下原因。

妇科检查时果然发现她的阴道黏膜和宫颈充血明显，有多量的脓性白带。当天白带常规检查提示脓细胞 4＋，但没有滴虫或真菌(霉菌)感染。

"高医生，我脓细胞有 4＋，是不是很严重啊？"山山非常担心。

"目前诊断为急性阴道炎，但病原体未明，今天同时做了白带的细菌培养和药物敏感试验，可以明确是何种病原体感染以及如何选择敏感药物。另外，我还做了宫颈细胞学检查(LCT)和宫颈 HPV 病毒检测，这些都有助于了解你的宫颈和阴道情况。"

"那您还帮我做了其他检查吗？包括性病的指标？"

"淋病和衣原体我也一起查了，这是最为常见的两种性病病原体。现在你需要先使用阴道抗炎栓剂，等一周后再针对细菌培养报告用药。现在白带很多，需要先用洗液冲洗阴道后再塞药,若之后几天白带量减少了,可以不再冲洗而直接清洗外阴后塞药。"

2

一周之后,山山来复诊,"高医生,我的感觉好些了,但白带还是发黄,有异味。"

我看了检查报告,LCT:重度宫颈炎;白带细菌培养:人型支原体及一组厌氧菌感染,其他病原体包括淋球菌和衣原体均为阴性。于是在告知了相关内容后,根据药物敏感试验在之前阴道栓剂的基础上加用了强力霉素口服。"这个强力霉素你男朋友都要用的,4周后来复诊一次。"我嘱咐道。

可是2周之后,山山就又出现在了诊室里,"高医生,我的病到底是不是性病啊?"

"这个情况我两周前就跟你说明清楚了呀,虽然这种阴道炎主要通过性生活传播,但不是大众知晓的那些特指的性病。"

"可是为啥我们那里的医生不是这么说的呢?"山山皱着眉说,"我让男朋友吃药,他不肯。他说他又没有病为啥要吃药,还逼我换一家医院去检查。那家医院的医生看了我的报告,第一句话就是'小姑娘,你怎么这么不自爱啊,年纪轻轻这么严重的炎症,以后要生不出孩子的'。我回家哭了一个晚上。高医生,我的病难道真的这么严重吗?"

"如果病原体不是很强、身体抵抗力好,治疗又及时,一般下生殖道炎症不易引起盆腔感染。但是,"我话锋一转,"淋球菌、衣原体感染,却很容易逆行进入盆腔导致炎症,最常见的就是输卵管炎症,如果治疗不彻底,就会引起输卵管堵塞、积液等,从而导致不孕。"

"但我的情况能治疗好吗?"

"可以呀,只要你按医嘱正规用药,治疗结束前禁止性生活,以后加强性卫生,就可以治疗好。"

听了这话,山山舒了口气,"好的,医生,我好好配合治疗。"

医生的话

生殖道炎症好发于性生活活跃的女性。女性的生殖道有自然的防御能力,但一旦防御功能被破坏,内源性菌群发生变化或外源性致病菌侵入,导致炎症发生。

我国目前监测的性病病种包括:艾滋病、梅毒、淋病、衣原体感染、尖锐湿疣、生殖道疱疹等。

年轻女性在开始性生活后一定要重视性卫生,要有自我保护的意识和能力。

3

经过两个疗程的规范治疗，山山的症状明显好转了，复查白带细菌培养也正常了。此后近一年的时间，山山没有再来就诊过。

今天她又是为何而来呢？这时，山山已经在诊室里坐下了。

"高医生，我来做个常规妇科检查。您说过的，我这种情况，每年都要做一次宫颈抹片和 HPV 检查。"山山的语气显得很轻松，与一年前的她很有些不同。

"现在白带都正常吗？"

"嗯，都正常了。自从和男朋友分手后，我自己感觉很不错。"山山俏皮地扬了扬眉毛，"原本我一直以为是自己的问题，因为宫颈糜烂导致的炎症。可是半年多前我发现他其实同时还有其他的女朋友，而我之前的炎症应该就与他不洁的性关系有关。所以，我果断'止损'提出了分手。"

"领悟了？没有遗憾吗？"我问道。

"不遗憾，就算是成长的代价吧。我是个有生理洁癖和心理洁癖的人。虽然辜负了我四年多的情感，但让我懂得了女孩子该如何爱护自己、保护自己。"

我看到山山的眼睛亮亮的，似乎是被点亮的心灵之光。

坚强的母亲

1

我和黎女士的第二次见面是在一次面向残障人士的公益性义诊活动上,当时我是作为义诊专家出席的。活动开始前主办方的老师告诉我,这个状态下生活的人群,平时可能并没有机会接触到。我有些不以为然,心想,有时在诊室也是能遇到一些残障人士的。不过,也暗自告诫自己,一定要尊重他们的人格,要保护好他们的自尊心。

活动开始了,让我感到意外的是,所有入场的残障人士和他们家属的脸上都是轻松而自信的。无论是坐在轮椅上的,还是走路蹒跚的;无论是打着手语的,还是使用盲杖的,大家都友好地打着招呼,依次排队等着专家的解答。

这时候,黎女士坐在了我面前:"高医生,你不记得我了吧? 我一年前看过你的门诊。"

我盯着她看了几秒钟,好像还记不大起来。

"你忘啦,我就是那个 36 岁就绝经的人。当时是来看阴道炎的,你说我是你看到过的最年轻的'老年性阴道炎'患者。"黎女士微笑着说。

"哦,我想起来了。"我说道。

2

我的确是想起来了。那是一年前,当时的黎女士因为外阴干涩瘙痒来就诊,妇科检查时我发现她的阴道黏膜点状出血,表现类似于萎缩性阴道炎(俗称老年性阴道炎)。我觉得很奇怪,从没见过这么年轻的该病患者。经病史询问了解到,她 5 年前也就是 36 岁时就绝经了。

"你母亲绝经也很早吗? 或者你有系统性红斑狼疮等疾病? 有没有做过卵巢手术?"我问道,因为这种 40 岁之前就出现绝经的现象医学上称之为卵巢早衰,其发病原因与家族性遗传因素、自身免疫性疾病、有卵巢手术或放化疗等病史有关。

"我都没有,我妈妈过 50 岁才绝经的,我有个姐姐,今年 48 岁了,月经还很规律。"黎女士很平静地说道。

"那你查过原因吗?"

"没有,我一个人带孩子,实在没有时间。况且这个病除了会经常引起我阴道炎和尿路感染,其他也没有什么症状。我想熬一熬,就随它去吧。"黎女士摇了摇头。

"你绝经已经 4 年多了,考虑过一些治疗吗？毕竟这么年轻就绝经,不仅会导致你目前的生殖泌尿道症状,还会引起骨质疏松、心血管疾病等情况。"我关切地问道。

"没有治疗过。我听说有激素替代治疗,但是我害怕吃药会长期依赖,还会有副作用,所以一直没有尝试过。"

"你可以尝试下。今天就把相关检查做掉,评估一下你的各项指标,然后做个判断。若可以用,建议使用低剂量的雌、孕激素替代疗法做人工周期,缓解你的相关症状。"

"那每个月都会来月经吗？"

"你的这种情况会的,这并没有坏处。只要定期做好复查就可以。"我回答。

"好,我试试。"

3

之后,黎女士没有来复诊,我也渐渐忘了这事。此刻,坐在我面前的黎女士看上去比去年的精神面貌改善了不少,我问道:"后来你用激素替代治疗了吗？"

"用了。听了你的建议,我后来就开始用了。吃了药后第一个月没有来月经,后面每个月都按时在停药之后来的。量也蛮正常,阴道炎的症状也好多了,快一年了,也没有再复发。因为你的门诊比较难约,所以我就在附近的医院定期配药了。"

"很好啊。那你今天来是有什么问题要咨询吗？"我问。

"哦,我没有问题咨询你。我今天是带我儿子来的,想咨询下一些康复的问题。正好看到了你,所以来跟你打个招呼。来,旻旻,快过来,叫高医生好。"黎女士招呼在不远处玩手机的一个约十六七岁的少年。

少年蹒跚地走了过来,害羞地叫了声"高医生好",含混不清的口齿和特殊的步态让我知道他可能是个脑瘫康复患儿。"你好,小伙子,今年上高中了吧？"我问道。

"上初三,我让他晚上了一年,这样他学习可以轻松些。而且我给他上的学校也不是特殊学校,我要努力让他在正常的环境里学习和生活。"黎女士缓缓地说道,"高医生,你当时不是问过我有没有去查过卵巢早衰的原因吗,其实我是猜到

医生的话

一个坚强的母亲,选择用她的坚持来给不健全的孩子以完整的爱,并懂得反馈社会,这真的需要一种境界。用平和、积极的心态面对生活的磨难,更是一种历练。

对于过早绝经的女性来说,建议充分评估后使用激素替代治疗以改善症状,提高生活质量。

的,跟我那段时间压力过大有关。"

黎女士顿了顿,继续说道:"这孩子生下来不久就发现是脑瘫,不仅喂养困难,还容易生病,生长发育指标都严重滞后。后来还出现了频发的癫痫。孩子的爸爸说他实在受不了了,说他要逃离这个家,不想再看到这个孩子。所以,我就成全了他,选择了离婚。"

"难道这 10 多年,他就没有再尽过做父亲的责任吗?"我问。

"如果每月支付并不多的抚养费也算的话,"黎女士苦笑了下,"于是,我就一个人带孩子。他癫痫发作频繁的时候,我是一刻都不敢离开的。有时晚上睡觉担心他会因癫痫发作而造成窒息,我就分分钟守着他,一秒钟都不敢睡着。为了方便照顾儿子,我找了份可以在家里办公的工作,白天经常一个人带着他去做康复,趁孩子睡觉时就赶紧忙工作。那段时间,我的精神压力好大,体力也严重透支了,头发大把大把地脱落,没过多久,月经就不再来了。"

"原来如此,精神压力过大也会导致卵巢早衰。看来,你就是这个原因造成的。那现在呢,情况已经有很大的改善吧? 我看他的状态都不错了,你真是不容易啊!"我由衷地肯定道。

"是啊,最困难的时候算是被我熬过去了。曾经,我经常会一个人哭,这是我的发泄途径。哭完了,我也放松些了,看着儿子这么需要我,看着他一天天进步,我会继续咬牙坚持的。"黎女士做了一个点头的动作,我想也算是她的一个自我肯定。

在活动快结束时,主持人把一本荣誉证书颁发给了黎女士,原来黎女士还是位爱心人士,她经常会主动捐款。她在发言时说道:"我曾经得到过很多人的帮助,我愿意尽我的微薄之力帮助比我更需要帮助的人,帮助他们走出困境。"

中断的备孕

1

晨晓今年 30 岁，3 年前单位体检时发现宫颈 HPV 16 亚型阳性，曾在当地医院做了一个阴道镜检查，并没有发现异常。当时她带着疑惑来到了诊室。

"医生，我感染了 HPV，而且听说是高危中的高危 16 亚型，要紧吗？"

"你以前发现过阳性吗？"我问。

"从来没有。我们这次是有自费的体检项目，我前段时间刚刚知道这个病毒会导致宫颈癌，所以加测了这个。这也是我第一次做这项检查。"

"结婚了吗？开始性生活有几年了？"

"还没结婚，之前有过一个男朋友，谈了 1 年多。可是我们分手已经半年了，这半年根本没有性生活，怎么会被感染的呢？"晨晓对感染的时间和途径产生了疑问。

"HPV 感染在人群中还是比较普遍的，性生活是主要的传播途径。你虽然近半年没有性生活，但是可能之前就已经被感染了，只是你一直没有检查发现过。"

"那我该怎么治疗呢？我平时会有白带发黄，但没有瘙痒，这个会与 HPV 有关吗？"晨晓问道。

"低危型的 HPV 病毒会导致尖锐湿疣，而感染了高危型的 HPV 可能并没有症状，也不会直接引起阴道炎症。但是如果合并严重的阴道炎，也会影响病毒的清除。我们可以做个白带培养了解下有无阴道炎症。"

白带细菌培养的结果并没有发现阴道炎症，因为是 16 亚型阳性，虽然宫颈抹片正常，我还是安排晨晓做一个阴道镜检查，活检结果为"慢性宫颈黏膜炎"。

于是，我给晨晓的医嘱就是定期随访，"HPV 主要靠自身免疫功能来清除。所以规律的生活起居，固定的性伴侣，并使用避孕套做好防护，就是最好的应对 HPV 的方法。"我的解释让晨晓稍稍放下心来。

2

接下去的 1 年多的时间内，晨晓会按期来复查，终于在一次检查后发现，她的 HPV 转阴了。

"高医生,我这下真的放心了,你知道吗,这一年多我都不敢找男朋友,因为不知道该如何跟对方解释。现在,我终于可以好好去谈一次恋爱啦!"她的语气透着欢快。

去年秋天,晨晓来复诊了。"高医生,我想备孕了,您再帮我做个检查吧!"

"呀,这么快,都结婚啦?"我为她感到高兴。

"嗯,还没,不过快了。我准备一结婚就生孩子,所以想早点备起来。您跟我说说我应该如何备孕?"晨晓对即将开始的新生活充满期待。

"不能熬夜、不准减肥。瞧瞧你的黑眼圈和这么苗条的身材,是否平时都很晚才睡的呀?是不是也没好好吃饭呢?这些都是会影响正常排卵的。"

"嘿嘿,被您发现了。好的好的,我不会再整日熬夜了,也不会刻意饿肚子减肥了。"晨晓不好意思地说道,"那我可以开始吃叶酸了吗?"

"可以的,也可以关照他戒烟戒酒,'封山育林'了哦。"

3

原本以为晨晓的美好生活就此即将起步,可谁知道,几周前的一天,她却神色黯然地出现在了诊室。

"怎么了,你还没有到复诊时间呢?"我有些惊讶。

"高医生,您还记得去年10月份我来复诊过吗?一周之后我拿到了报告,我都傻眼了。虽然LCT正常,但是HPV又是阳性了,这次不是16亚型,我没有约到您门诊就先回家了。回家后我上网查了下,我觉得我这是重复感染。我很奇怪,之前不是转阴了吗,怎么又阳性了?我想是不是我男朋友又传给我了。"晨晓一口气说到了这里,顿了顿,继续说道,"他不肯去查,信誓旦旦地说他没问题,还质问我之前有过阳性为何不告诉他。我们就大吵了一架,然后就冷战了。冷战期间,有个自称是他朋友的小姑娘加我微信,我就加了,这才知道他其实跟这个小姑娘也好了快1年的时间了。我竟然一直被蒙在鼓里,还傻傻地一心想备孕。"

"所以,你就把备孕计划取消了?"我问。

"是的,我知道这个情况就去问他:既然我们都在商量筹

医生的话

宫颈癌与HPV(人乳头瘤病毒)感染有关,但感染了HPV并不等于宫颈癌。

感染了HPV可以没有症状,性生活是最主要的传播途径。

在年轻、有性生活的女性中,近80%的HPV感染是暂时性的,大多在1～2年内清除。持续感染是致病的危险因素,感染后要定期随访。

备婚事备孕了,你为什么还跟别人保持关系? 他竟然回答说:我只说过准备跟你结婚,但并没有已经跟你结婚,我可以有我的自由。我很气愤,觉得被欺骗了,最后我选择了分手。"晨晓忿忿不平地说。

"……"我一时竟然找不到合适的话来安慰她。

"不过,我不后悔,我重新审视了下自己的择偶观。你知道吗,高医生,我是'外貌'协会的,当初就是喜欢他的英俊,他是外貌可以打败社会上 99% 的人的那种。但是,那是中看不'忠'用。"晨晓苦笑了一下,"又是半年'真空'期过去了,我提前来复查一下,为自己制作一张'鉴定书',做好准备,重新在恋爱路上再出发。"

"对呀,擦亮眼睛,做好防护才是硬道理。接下去又要从头再来,定期来复查宫颈哦。"

"嗯,我明白的。这些事发生后,我都不敢跟家人和朋友说,觉得很丢脸。今天跟你都说出来了,我觉得心里也轻松些了。"晨晓吁出一口气。

做完检查,看着晨晓走出诊室,我衷心祝福她能早日找到真正属于自己的幸福。

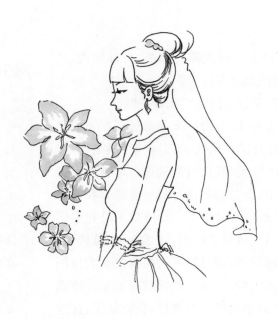

婆婆和妈妈

1

26 岁的丹丹结婚一年多了,因为想好好享受下二人世界,所以一直避孕。可经不住家人的催促,终于决定备孕了。这天,她拿着孕前检查的报告来到了诊室。

"医生,您看下,我这些报告都正常吗? 现在就可以开始备孕了吗?"

我一看,孕前检查的项目挺齐全,基本上都没有明显异常:"你的激素六项和 AMH 指标显示你的卵巢储备功能都很不错,超声提示子宫和卵巢也没有异常,可以启动备孕了。"

"好的,那我还需要做哪些检查吗?"

"你目前没有了,但是建议你丈夫也去做一个男性科的备育检查,看看精液分析是否正常。这样的话,知己知彼,使命必达。"

"这个我之前跟我先生说过的,可是他不肯。平时他经常出差,常常以这个借口为由拒绝我。我先备孕 3 个月,若还是没成功,下次就让他一起陪我来,您跟他说说男人配合检查的重要性,可以吗?"丹丹要求道。

"可以的,看看我能否说服他。这段时间,你先做好自我的排卵监测。"

2

三个多月后,陪她来复诊的不是她丈夫,而是她婆婆。

翻阅着这三个月来丹丹做好的备孕笔记,排卵时间、同房时间都记录得很清楚,可是她并没有怀孕。

"你的月经周期、排卵情况都很好,同房的时机也都把握了。有信心,继续加油!"我说道。

"可是为啥还没有怀上呢?"一旁的婆婆先发问了。

"那就是时机未到咯,不能着急。哦,对了,你丈夫去检查过了么?"我问丹丹。

"生孩子是女人的事,哪个母鸡不会下蛋? 干嘛要我儿子去查?"丹丹的婆婆又抢先做了回答。

"生孩子可不光是女人的事,男人的作用也非常大。如果精子数量不足,或活力不够,或畸形率高,都会导致不孕不育。所以,为了尽早成功,需要对方也去检查下。"我对着丹丹的婆婆说道。

"可是,我老公很忙,他,他说他没时间……"丹丹胆怯地看了婆婆一眼,低声说道。

"没时间也要挤出时间来呀。只要符合禁欲时间就可以来做检查,又不像女性那样还要根据月经周期选择合适的日子。况且,一味让女性承担一些不必要的检查,会造成顾此失彼。"我希望丹丹的婆婆能把这些话听进去。

3

又过了大约半年的时间,这天,丹丹表情忧郁地坐进了诊室。

"怎么,还没有成功?"我先问道。

"高医生,您让我做个宫腹腔镜看看子宫和输卵管、卵巢是不是有问题吧。"她贸然地说道。

"为啥? 你从来没有怀孕过,超声提示子宫和卵巢都没有问题,目前没有必要做这些有创的检查呀!"

"我实在是受不了了!"丹丹一下子哭了起来,边哭边把她这个几个月来的"煎熬"说了出来。

原来,上次回去之后,婆婆还是坚持不让儿子去配合做检查,而是催着丹丹在其他医院做了一个输卵管碘油造影,说是要丹丹再明确下输卵管是否有问题。检查的结果双侧输卵管均通畅。这时候,婆婆方才有些松动,让儿子去做了精液检查。检查结果不是太理想,精子的数量和活力都有问题。

可让丹丹没有想到的是,这时候原本非常热络的婆婆突然一下子"失踪"了,虽然住在同一个城市,却连着几个月和丹丹没有任何见面或联系。而平时性格比较内向的丈夫则变得更加沉默寡言了,每当丹丹想打开话题讨论下一步生育计划时,她丈夫要么转移话题,要么保持沉默。

"你知道吗? 高医生,我心里真是憋屈啊。"丹丹叹了口气,继续说道,"之前他们都盯着我做各种检查,即使我明知道不是必要的,但为了消除他们的疑虑,我都一一照办了。可是,现在查出来问题不在我这里,他们却采取这种回避甚至逃避的态度,让我觉得很是不公平!"

医生的话

虽然孕育宝宝的器官是女性的子宫,但是生育的问题需要男女双方共同努力。

有不孕因素未必就是不能生育。生殖医学的不断发展,将会为更多的家庭带来福音。

"那这种情况下,你更应该找机会跟他沟通,而不是进一步做无谓的创伤性检查。那不仅没有意义,而且会对你的身体造成伤害。况且,也没有医生会这么做的。"

"可是,我妈那里没法交代啊!"丹丹的眼圈又红了,"我们老家像我这个年纪的女孩子二胎都已经生好了。我妈也一直催我,说是周围邻居一直在问她'你女儿怀上了吗',她觉得都快抬不起头来了。她听说这个手术可以证明生育能力,就坚持让我来做一个。"

"难道要像前几年网上传闻的'开胸验肺'那样得不偿失吗?"我反问道,"如果最后证明了你的确没问题,那你的心结和你们夫妻间的问题算是解决了吗?"

"呃……"丹丹一时语塞,不知该如何回答。

"你们夫妻感情如何? 你爱不爱他?"我转移了话头。

"嗯,我们之前的感情很不错的,当初还是我倒追的他。他是一名高科技的工程师,业务能力很强,我很崇拜他的。"说到这里,丹丹的脸上荡漾起一丝甜蜜的微笑。

"你最近是不是在你丈夫面前表露出很委屈的情绪? 是不是时常会抱怨婆婆对你的态度转变? 指责丈夫对你的沉默和逃避的态度?"我发问道。

"您是怎么知道的,高医生?"丹丹有些惊讶。

"我当然是猜出来的,"我笑了一下,"你只是一味责怪他对你的态度,但并没想到这些可能都源于你对他的态度。生孩子是你们两个人的事,不能过多地掺杂进双方家长的干扰。你们要做的不是证明谁有生育能力,而是该怎么做去解决另外一个人的生育问题。难道谁的生育能力有问题,谁就应该背负这个家庭的罪责么?"

"主要是我太想要个孩子了,所以情绪反应有些失控,而老公会有些自卑。"丹丹也开始自我反省了,"那我怎么做?"

"跟你丈夫推心置腹地好好谈谈,不要带着责备和委屈的情绪,说说你对他的感情,你是如何珍惜这个家,想为他生个孩子。听听他的想法,是否也愿意共同努力。"我继续说道,"然后告诉他,他的情况完全可以进行治疗。可以请生殖科的医生来判断下,他的情况是否通过药物治疗就可以改善,或者需要采用辅助生殖的技术。无论是精子优化后的人工授精,还是严重少弱精症的第二代试管婴儿技术,都能获得预期的成功率。"

"好的,高医生,让我回去好好想想。"丹丹脸上的愁云似乎飘散了些。

如今,我在等丹丹的下一次复诊。我希望我的话能帮到她,期待着她会带来一个期盼已久的好消息。

堵塞的"桥梁"

1

屈指算来,晓雨成为我的"老病人"已经快 16 年了。当初,她是因为"异位妊娠,胚胎存活"急诊收入病房的,超声提示"宫腔外见一胚囊,并见胚芽及原始心管搏动"。因为存活的胚囊随时随地都有破裂导致盆腹腔内出血的可能,所以一收进病房,我们便急着为她完善术前检查,准备急诊做腹腔镜下患侧输卵管切除手术。

术前谈话时,晓雨和她的丈夫一起来到了办公室。

当我把术前诊断、手术方式,以及有可能发生的术中、术后并发症等相关内容告知后,晓雨并没有说什么,只是无奈地看着她的丈夫,说道:"就签了吧。"

晓雨的老公表情有些木然,低声问:"医生,这个宝宝肯定是不能要的,是吗?"

"是的,因为它跑错了怀孕的地方。原本应该在宫腔内着床的,可它却生长在了输卵管里。因为输卵管腔空间狭小,一旦胚胎继续生长,就会发生破裂。所以,我们一定要尽快在它发生破裂前把这颗'炸弹'去除。"

"那必须切除这侧的输卵管吗? 是否以后只能靠另外一侧了?"晓雨的丈夫问。

"是的,目前情况已经不能做保守性手术了。如果对侧输卵管形态功能正常,还是可以正常怀孕的。"我说道。

"唉,好吧。"晓雨丈夫无奈地叹了口气,"我们结婚 2 年多了,一直想要孩子。这次突然有了,我们都很高兴。可超声医生一看就说是宫外孕,让我们的心情一下子跌倒了谷底。"

"一般异位妊娠的超声图像不一定非常典型,还需要结合临床诊断和腹腔镜检查等,但晓雨的这种类型是超声就能直接明确的。"我解释道,"因为在宫腔外直接看到了胚囊。"

这时候一直在一旁沉默不语的晓雨开口了:"高医生,我想问下。我之前知道宫外孕大多数都有停经后的不规则阴道出血和腹痛,但为什么我这些症状都没有呢?"

"异位妊娠发生阴道出血的原因,往往是在宫腔外的胚胎不能正常发育而出现停育,导致原来受激素影响的蜕膜化的子宫内膜发生脱落而出血。你的宫外胚胎目前是存活的,它的激素并没有下降,所以也就没有引起阴道出血。但是,你的情况一旦发生破裂,会引起急腹痛,这种疼痛往往是突然发作,呈撕裂样,很快就会导致盆腹腔内积血而产生恶心、呕吐和肛门坠胀等胃肠道刺激症状,如果治疗不及时,就会导致休克,危及生命。因此,你的这种情况具有隐秘性,危险性也更大。尽早发现、尽早治疗非常重要。"我回答。

"那怎么会发生宫外孕的呢? 以后怎么避免呢?"晓雨的丈夫疑惑地问。

"输卵管炎症、输卵管发育不良或功能异常等都会引起宫外孕。这次手术中,我们会探查和评估对侧输卵管的形态和功能,之后会给你们一个治疗建议。"我回答。

当天的腹腔镜手术很顺利,切除了发生异位妊娠的左侧输卵管。术中发现晓雨有慢性盆腔炎,对侧的输卵管虽然形态柔软,但伞端也已形成了粘连,好在还没有形成输卵管积液,于是进行了粘连分解术。

术后告知晓雨,先避孕半年,之后做一个输卵管碘油造影看看对侧输卵管的功能再进行备孕。

2

半年后,输卵管碘油造影提示对侧输卵管通而不畅。

"那下一步我该这么办呢?"晓雨问道。

"先在宫腔镜下通液治疗吧,对于你可能会有效。"我说。

经过二次宫腔镜检查和通液治疗后,晓雨开始积极备孕。可是,虽然她很努力,但是 1 年多过去了,她还是没有成功。这一年,晓雨已经 32 岁了。

"高医生,我这样还有没有希望生孩子啊?"这天,晓雨一脸愁云地来到了诊室。

"从试孕一年多时间还没有成功的情况来看,可能对侧输卵管的功能比较差。随着年龄的增大,卵巢功能也会逐渐下降,因此综合起来,我建议尝试下辅助生殖技术助孕。你这种输卵管性不孕的成功率还是不错的。"

"可是,我不想做试管婴儿。"她果断地说道。

"为什么?"我觉得很奇怪,之前她那么努力,为什么现在却不积极了呢?

"因为我担心失败。如果最终连做试管婴儿都没有成

医生的话

输卵管是受精的场所,也是受精卵进入宫腔着床的桥梁。

当输卵管因形态和功能等发生病变时,会导致异位妊娠或不孕。

辅助生殖技术的出现,为输卵管性不孕的人群带来了福音。

功,我觉得我会无法面对我丈夫。更主要的是,我对婚姻没有信心。"晓雨低头说道。

"是你丈夫非要你生孩子,给你压力了?"我问。

"我知道他非常喜欢孩子,也非常盼望能有孩子。他并没有把这种压力传递给我,而总是安慰我。但他越是这样,我心里越难过。我担心总有一天,当我真的不能生孩子时,他会不要我。"晓雨轻声地说道,"我从小生活在一个离异家庭,我跟母亲一起生活。我身边也有朋友因为不孕症被婆婆逼着离婚了。所以,我担心我会重蹈她的覆辙。"

"可是,你再这样无谓地等下去,怀孕成功的可能性更小啊!既然你丈夫对你的感情这么好,你就应该珍惜他,也更应该努力地去尝试成功率更高的方法。"

在我的鼓励下,晓雨终于跨出了第一步,接受了辅助生殖技术。虽然第一次胚胎植入没有成功,但是在调理了 3 个月后,她终于如愿以偿。

之后的每年,晓雨都会来做一次妇科体检,跟我分享她儿子的成长故事,以及一个美满家庭的幸福点滴。

又没听医嘱

1

　　阿春今年已经 52 岁了,身边的小姐妹大都已经绝经了,可是她还每月要在忐忑之中度过那么几天。这半年,来月经的时间更是乱了章法,要么二个月来一次,要么一来就半个多月,而且量也明显增多了,有时要一连"倾盆大雨"般地冲 3 天,让她觉得体力越来越不支,连走三层楼梯都会觉得头晕心慌。但因为平时生意太忙,一直没顾得上去看病,总想熬熬就过去了。直到有一天,经量实在太多,才被老公"押"着来到了医院。

　　"高医生,她这个月月经来了 10 天还不走,这几天多得不得了,我陪她来看看。"阿春的老公也是 50 出头,一边扶着她坐下,一边焦急地说道。
　　在询问了相关病史和常规检查后,我开出了分段诊刮的手术通知单,并说道:"她现在子宫内膜很厚,出血时间又长,且有中度的贫血,所以需要尽快刮宫,既能止血,也能明确出血的原因,这样后续治疗就有针对性了。"
　　阿春夫妇只顾点着头,拿着单子就退出去了,似乎并不在意我说了什么。

2

　　一周之后,阿春拿着诊刮后的病理报告单来复诊了:子宫内膜复杂性增生过长。
　　因为术后血就止住了,而且一直在口服铁剂纠正贫血,所以阿春的脸色较之前有所好转,但贫血貌还是很明显。
　　"头晕、胸闷有好转吗?"我问。
　　"好些了。"
　　"你这种情况属于良性病变,但也有很少一部分人可能会进展为癌前病变,因此需要治疗。可以使用 6 个月的孕激素,之后再做个宫腔镜诊刮看看内膜是否有好转。"
　　"好的。"阿春回答得很简短,不像其他患者一听到"癌前病变"会接连问好几个"为什么",而她似乎并没有什么疑问。

　　"这是一种孕激素,需要从今天开始每天吃 8 片,连续吃 20 天。然后停药后几天,月经就会来。这是配的氨甲环酸，是一种止血药，若月经来了，量多就吃，量减少了就可以停药。下次月经来的 5 天内再来复诊。听明白了吗？"我边说边特地把处方打印出来，在上面做了标记，并在病史上把这些医嘱都写了下来。

阿春似乎有些茫然，低声问道："我记不住，能让我老公进来再听一遍吗？"

"可以呀，你让他进来一下。"

于是，我再重复了一遍用药要求和注意事项。夫妇俩连连点头："好的好的，我们听明白了。"

3

可是，才过了不到 10 天，阿春又出现在了诊室。"高医生，我怎么又出血了？"

"你每天都按时服药吗？有没有漏服过？"我问道。

"嗯，上次回家后就吃药的，一直没有出血。4 天前我跟老公去外地进货，药没有随身带，所以就停了两天。今天早上开始出血了，下午量越来越多，所以我就来看病了。"阿春有些不好意思。

我一看，阿春因为停药不当而造成的撤药性出血量还挺大，因为刚刮宫后不久，不可能再次刮宫，况且她贫血的程度还比较严重，不宜让"月经"提前来，所以需要尽快通过药物止血。

医生的话

子宫内膜的增生和脱落完全受雌激素和孕激素的控制，一旦雌、孕激素出现明显的波动都会导致异常出血。

在使用激素止血过程中，一定要严格按照医嘱用药，不能擅自减量或停药。

"我现在开始给你药物加量，这次快速止血后还有很重要一环就是要逐步减量，你一定不能搞错了，不然前功尽弃。你让你老公一起进来，帮你一起记住用药方法。"于是，我把如何从每 8 小时吃一次，每次 8 片，血止后三天起再如何按照每三天减 1/3 量的用药方法详细地告诉了阿春夫妇，再次在处方和病史上写明了具体的剂量和用药时间，并让他们各自复述了一遍以确保理解无误。

让我没想到的是，过了预约来配药的时间，阿春并没有来复诊。直至爽约后的第五天，阿春才在她丈夫的陪同下出现在了诊室里。

"高医生，这次她又没有按照你的方法吃药，这几天又出血了,"阿春的丈夫先抱怨起来了,"原本应该上周来的,药也正好吃完,需要来继续配,因为这个月还需要吃几天。可是她说生意忙,跑不开,于是自己就把后面几天的药减成一半匀着吃了几天,吃到前天药彻底没了,昨天又开始出血了。她害怕了,才告诉我。"

"你的维持量原本要吃 2 周的,吃的过程中是不能再减量的。你这样当然又要出血了。"我无奈地摇摇头,半开玩笑半责备道,"你们两个看上去都很聪明,怎么这件事上就这么糊涂呢?"

夫妇俩不好意思地都笑起来了:"下次,我们再也不犯这种错误了。可是,高医生,这次该怎么办呢?"

"这次已经用到维持量了,时间上也只剩几天了,现在出血,再止意义就不大了。索性让月经提前几天来吧。不过,这次出血的量可能会比较多,若量多,就吃之前配你的氨甲环酸。等月经来的第 5 天开始吃下一个周期的,每晚一次,每次 8 片,连续吃 20 天。明白了吗?"转而,我又对阿春的丈夫说道,"让你进来听,是想让你帮助她记住用药的要求,并要监督她用药是否正确,这也很重要的哦。"

"明白了,明白了。这次我们一定好好记住了。"阿春的丈夫终于认识到这个监督员的重要性。"我们平时在集贸市场上做生意,一忙起来就忘了吃药的事。这一个月下来,我领教了出血和吃药的关系这么大,我们再也不敢掉以轻心了。"

"是的,子宫内膜完全听雌激素和孕激素的指挥,一旦中途'断供',它可是随时会给你们'颜色'看的。"我笑着说道。

4

此后的 5 个多月,阿春每到约定的时间都会准时复诊,严格按照医嘱用药,再也没有发生异常出血的情况了。在用药满 6 个月后,我安排她做了一次宫腔镜检查,诊刮报告提示内膜已正常。

"目前用药后的效果不错,接下去定期随访就可以了。"听我这么一说,阿春恢复红润的脸上荡起了笑纹。

不变的约定

1

筱晖被诊断为子宫内膜癌那年,刚刚 29 岁,结婚 3 年,还没有生孩子。而且她的肿瘤类型是属于预后不良的 Ⅱ 型子宫内膜癌,即非雌激素依赖型中的透明细胞癌。那是 2003 年,当时我还是个主治医师,她住在我分管的床位。

手术后的筱晖是沉默的,每次查房,她总是用淡漠的表情、用尽可能简短的几个字回应我们的询问。虽然我们告诉她手术很成功,她术后恢复的各项指标都很好,但她总是很消沉。

所幸的是,最终的病理诊断证实病变属于比较早期,癌细胞浸润深肌层,但没有淋巴结转移,因此,在分期上属于 IB 期。但因为是高危型的子宫内膜癌,恶性程度高,容易发生转移,所以即使手术范围已充分,但还是需要补充放疗和化疗。

当我把下一步的治疗方案告知筱晖和她的丈夫时,一直沉默的筱晖突然说道:"我不想做这些治疗了,因为我知道即使我吃了这么多苦,这个病也看不好了。"

"不,不,医生,你别听她的,只要这些治疗对她有利,我们都做。"筱晖的丈夫急急地打断了她。

"你又何必还要花这么大的时间和精力呢,我的命我自己扛,你别管我。"筱晖断然地说道。

原来,筱晖的丈夫为了更好地照顾她,把自己经营得不错的小饭馆也关了,每天只要一到探视时间就早早地来到病房,为筱晖带来亲手烧的营养可口的饭菜,然后"逼"着她一口一口地吃完。

"高医生,我会做好她思想工作的,我们一定配合医生做好治疗。"筱晖的丈夫说得很干脆。

"你的病理类型虽然不好,但分期是早期,手术又彻底,放疗和化疗都是为了巩固手术成功的战果。化疗期间,也可以用止吐药减轻胃肠道反应。而且你又这么年轻,只要做好心理准备,身体上一定扛得住的。"

经过后面几次的沟通以及在丈夫的鼓励和支持下,筱晖终于同意接受治疗了。

2

之后的几个月内,每隔 3 周,筱晖就会住院接受一次化疗。每次住院时,我们病房的医生和护士都会像老朋友见面那样亲切地跟她打招呼。

"喔，筱晖，这次气色很不错啊，已经是第 2 次了吧?"

"筱晖，今天胃口怎么样，菜都吃掉了吗?"

"筱晖，今天的白细胞有 7 600 了，可以上化疗了。"

"昨天反应还可以吧? 筱晖，今天是最后一针了，坚持哦!"

……

当两次化疗之后，筱晖以光头的形象出现时，我们根本没有用任何异样的眼光看她，而是开玩笑地说:"刚发现，你还是个小美人胚子呢，这样显得你的眼睛更大更亮了。"

"哈哈，我自己也发现了。"筱晖已经会用轻松平和的心态来接受现实了。

出院后，筱晖又到外院接受了正规的放疗。等所有的治疗疗程都结束后，她开始了门诊定期随访。

一开始是 2~3 个月一次，最初的 2 年，我和筱晖都是小心翼翼的，每次等待检查结果出来时，都有些忐忑。我们除了聊症状、说随访的内容和解读检查报告，并没有更深一步的沟通，因为担心复发是我们共同关注的焦点。

在扳着指头计算的 2 年终于熬过去后，随访的间隔变成了半年一次。这时候，我和筱晖都松了口气，我们把下一个目标定在了 5 岁"生日"——肿瘤患者常常把治疗后的日子重新定义为自己的生日，5 年是评价生存率的重要指标。

3

其间，我们的话题会变得轻松些了，甚至更为私密些。有一次，她轻声地问我:"高医生，我现在可以有同房吗?"

"当然可以呀。"我回答。

"但是，我们前段时间试过一次，觉得又干又痛，该怎么办?"

原来，由于放疗反应，筱晖出现了阴道缩窄;手术的同时也切除了卵巢，使她的雌激素水平也很低，因而出现了类似绝经后女性同房困难的问题。

"你丈夫对你怎么样?"我问。

医生的话

年轻的女性生殖道恶性肿瘤患者，经治疗后往往可能失去了生育的功能，这无论是对她个人还是她的家庭来说，都是一场灾难。所以，现在的妇瘤科、生殖科和产科等专家正致力于女性肿瘤患者生育力保存的研究，来为这些家庭驱除阴霾。

肿瘤患者的康复，不仅需要完善的治疗方案，更需要来自家庭的身体照顾和心理支持，这些都是健康的加油站。

"他一直对我很好,也很体贴我。他比我大 7 岁,才 40 岁出头。前两年,因为都在治疗和重要的随访阶段,所以我们根本没有这方面的想法。现在我的情况稳定些了,我想我也应该尽一下做妻子的义务。"筱晖吐露了心里话。

"可以使用润滑剂来改善舒适度。根据身体情况循序渐进,慢慢你的情况会改善的。"我说。

"那我全子宫和双侧卵巢都切除了,会不会慢慢男性化呀?"筱晖不好意思地说。

"虽然你的生殖腺切除了,但皮下脂肪组织也可以代谢生成雌激素来维持你的女性特征。所以,你照样可以美美的。"我笑着说。

在后一次的复诊中,筱晖告诉我,他们已恢复了夫妻生活,这让她感觉自己还是个被人需要的女人,她的状态更好了。

4

当筱晖的 5 岁生日目标实现时,我们的见面频率就变成了一年一次。每年 5 月,筱晖总是会如约而至。其间,她曾经问我是否可以去领养一个孩子,我说:"可以呀,你丈夫也同意吗?"

筱晖摇摇头说:"我还没跟他正式讨论过。他是家里的独子,我知道他其实是很想要个孩子的,但我这辈子是不可能的了。所以,我很不安。我曾经跟他谈过,既然我不能为他们家传宗接代,不如就离婚,让他重新去找一个。但是,他坚决不同意。所以,我想去领养一个孩子,这样我们的家就完整了。"

"我同意,我支持你!"我说道。

又过了两年,筱晖告诉我,他们真的去领养了一个女儿。一开始,她丈夫是不同意的,担心筱晖带孩子会太累,影响自己的身体。但架不住筱晖的坚持,最终帮筱晖,也是替他自己实现了这个人生梦想。

5

转眼间,18 年过去了。今年站在我面前的筱晖,身材比之前要丰满了许多,脸色也是红红润润的,与之前那个消沉寡言的筱晖简直判若两人。我欣喜于她的美丽转变,更祝贺她在经历了疾病的磨难之后,却仍然能拥抱幸福。

每次复诊结束时,我们都会不约而同地说:"再见",这是我跟她不变的约定。再见是为了再一次的相见,因为对于肿瘤患者来说,能够"再"见,就是上天赐予她的最好的"生"日礼物。

扫清障碍物

1

30 岁的佳颖看上去比实际年龄要年轻好几岁,第一次就诊时,那双求知若渴的大眼睛让她看上去就像一个可爱的大学生。

结婚 6 个月,体检发现子宫内膜增厚达 14 mm。月经周期正常,经期 5 天,经量中,平时也没有经间期出血。这就是她的病史,非常简单。

"上次体检做超声检查时是月经周期的第几天?"

"是月经前的几天,我记得没过几天,月经就来了。"

"月经干净后再复查过吗?"

"没有,这次正好月经刚干净,所以我上您这里来了。"佳颖回答。

当天复查超声的结果是:子宫内膜不均匀,宫腔内见一中回声 10 mm×9 mm×8 mm,提示子宫内膜息肉可能。

"以前怀孕过吗? 现在在备孕吗?"我询问道。

"从来没有怀孕过,已经备孕半年了。高医生,我从网上查到子宫内膜息肉需要做宫腔镜,但是我还没有生孩子,能不能用其他的方法?"佳颖忽闪着大眼睛问道。

"宫腔镜是诊断和治疗子宫内膜息肉最常用、最合适的方法。但对于没有明显临床症状的小的子宫内膜息肉,我们可以先尝试用下药物治疗。根据你目前的情况,可以尝试孕激素后半期治疗,就是每个月在排卵后用 10~14 天孕激素,然后观察子宫内膜息肉是否会改善。"

"要用几个月的药呢?"

"先用两个月看看。在这两个月里,你可以留意观察一下自己的排卵功能,让你先生也去做个精液检查,来综合判断你们的怀孕能力。"

"有哪些方法可以了解自己的排卵情况? 一定要做超声才能监测吗? 我上班很忙,经常要出差,这个不太方便。"佳颖一边问一边摇了摇头。

"超声监测排卵很直观,但需要排卵前后的那几天内频繁来医院。你可以选择比较简单可行的方法,比如:观察白带的性状改变、监测基础体温和检测排卵试纸。"我回答。

"排卵试纸我知道的。您能跟我说说怎么观察白带吗?"佳颖继续眨着好奇的大眼睛问道。

"白带会随着体内雌激素和孕激素的高低而发生性状上的改变。月经干净后几天,随着卵泡的发育,雌激素慢慢升高,白带也会慢慢出现,在排卵前雌激素水平达到峰值。这时候白带会增多并且变得很稀,就像清水涕样,拉丝度也会很长。这时候就是排卵前的信号了,做超声,就有可能跟踪到排卵。测量基础体温的方法你了解吗?"这次轮到我发问了。

"是不是每天早上量的体温就是基础体温?我可以起床吃好早饭再量吗?"

"时间是对了,但时机却错啦!基础体温必须是早上刚醒来,不起床不说话,在静息状态下测出的体温。"

"每天都要测量吗?"

"对,尤其是排卵后,你必须天天测量,然后记录下来做成一张折线图。排卵后孕酮有致热作用,基础体温会升高 0.3～0.5 ℃,如果增高的体温能持续 14 天左右,就说明不仅有排卵,而且排卵的质量不错。不过,这两个月你在用孕激素治疗,暂时不要测。"

"好的,我明白了,我会做好功课的。"佳颖显得很有信心。

2

三个月后超声复查的结果并不理想,子宫内膜息肉没有增大,但也没有缩小。

佳颖有些沮丧:"是否我马上要做宫腔镜了?"

"年轻女性的子宫内膜息肉,可能会影响胚胎的着床。所以,若你排除其他原因导致的不孕,就需要做这个手术。你先生的精液检查都正常吗?"

"他的检查是正常的。我也观察了我的排卵情况,有很明显的拉丝状白带,与测排卵试纸也是基本相符的。上个月我没有吃孕激素,测的基础体温跟您说的一样,是有增高的。"说着,佳颖打开了她的手机软件,果然是明显的有排卵型的双相体温。

"嗯,这样看来,接下去的几个月你再抓紧备孕。若再有半年仍没有受孕,就来做个宫腔镜切除这个息肉。"

医生的话

子宫内膜息肉可表现为月经经期的延长、经间期出血,或无症状,常常仅通过体检发现。

育龄期的子宫内膜息肉会影响受孕,在排除其他不孕因素后,可以进行宫腔镜手术。

3

半年后,累积备孕超过一年仍未受孕的佳颖接受了宫腔镜手术,术中摘除了一个直径 1.2 cm 的息肉——这个阻扰她受孕的障碍物。

3 个月后,停经 35 天的佳颖兴奋地出现在了诊室门外:"高医生,我今天早上测过验孕棒了,我终于当上了'中队长'啦!"

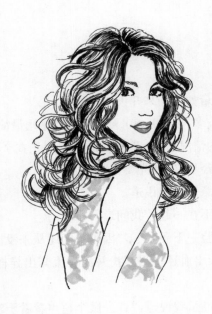

已婚者"未婚"

在妇科门诊的就诊患者中,若以婚姻状态来区分无疑可分成两类:已婚和未婚。但对于 32 岁的晓意来说,她却属于已婚的"未婚"者。

1

一年多前的一天,晓意因为月经多前来就诊。中等身材的她,略微显得有些单薄,脸色黄黄的,眼神中流露着胆怯,跟她交流时,眼睛直视我的时间不会超过 3 秒钟。

"医生,我这次月经量很多,一直没有干净,"她低声说道。

"你结婚了吗?"

"嗯。"

"生过孩子吗?"

"没有。"

"平时月经周期如何?经量如何?来几天?"

"不太准,一直提前。比较多,要将近 10 天。"晓意总是用最简短的话来作答。

在询问了最近三次月经的情况后,我开出了化验单:"先查个尿妊娠试验吧。"因为对于育龄期的已婚妇女,一旦出现月经异常,首先要排除怀孕。

"不,不,我不会怀孕。"晓意急急地说道。

"为什么?难道你们夫妻不在一起?"我问道。

"因为,因为……"晓意的脸一下子红了,"因为我们还从来没有同房过。"

"哦,那就不查了。你今天出血还多吗?"我并没有流露出异样的神色,这让晓意脸上的表情也自然些了。

在了解到出血已明显减少后,我说道:"就去做个超声看看子宫内膜的情况吧。"

一听做超声晓意的表情又紧张起来了:"不是,不是做阴超吧?我之前在其他医院,医生知道我是已婚,给我开的就是阴超。我到了超声科临做之前才发现,改成了腹超。"

"嗯,我开的就是腹超,多喝点水让膀胱胀一些。"

超声结果显示子宫内膜已不厚,鉴于出血量已明显减少,我给晓意开出了短效口服避孕药口服,先周期性使用 3 个月。

2

3个月后,来复诊的晓意状态较之前好了不少,使用避孕药后有效地控制了月经周期、经期和经量,原本的贫血状态也改善了。

"试过同房了吗?"我关切地问道。

"嗯,还是没有。"晓意低下了头,"我老公经常在外面做项目,2～3个月才回来一次。我们,我们还没有试过。"

从交流中我了解到,晓意因为之前一直有月经不调,所以总是认为自己有病,从来不敢面对正常的夫妻生活,胆怯的性格让她对房事产生了畏惧和抵触的心理。幸好,他们夫妻的感情不错,丈夫对她也表示了理解。

"其实你的生殖器官发育是正常的,完全能做个好妻子。你丈夫虽然现在理解你,但他只是在给你时间,而并不能成为你逃避的借口。"我鼓励她道,"你目前可以继续再用3个月的避孕药来调整月经,我也希望在这3个月中你能有所自我突破。"

3

又3个月过去了,这天晓意来复诊了。

"我这个月月经过了1周还没来。"

"呀,太好了,是不是怀孕了?"我欣喜地问道。

"不会,我们还是没同房……"晓意不好意思地摇了摇头。

"唉,你让我失望了哦!"我也摇了摇头。

"不是,主要是这两个多月老公一直在外地,下个月就彻底调回上海工作了。我也已经准备好了,就像高医生说的,我是正常的,我应该可以的。"

"好的,我相信你!"

一个月后,晓意在平台上留言:高医生,我们成功了。接下去,我们会早些备孕,谢谢你。

医生的话

在妇科接诊过程中,对于已婚妇女进行妇科内诊和阴道超声是"常规"动作。但特殊情况下,比如虽然已婚却从来没有性生活的患者,一定要在就诊时跟医生说明清楚。

对于这部分"特殊"患者,适当的引导和鼓励,很重要。

泌乳的少女

1

18岁的小汶近来有些不安，原本规律的月经周期越拖越长，常常2～3个月才来一次，经量也比以前减少了。起初，她以为是学习压力大造成的月经失调，所以也没有放在心上，想着月经少来些，对学习的影响也小，也没有什么不好。可最近几次，她在清洗内衣时，总会发现内衣上有一滩白色的水渍，在妈妈的陪伴下去医院的乳腺科做了检查。结果超声并没有发现乳腺有占位性病变，但是医生在检查时发现小汶乳头有泌乳现象。在乳腺科医生的建议下，小汶来到了妇科就诊。

"医生，为啥小姑娘会有乳汁分泌呢?"小汶妈妈很是不解。

"你月经周期延长、经量减少有多久了? 有没有头痛、看东西觉得模糊的感觉?"我问小汶。

"月经不好有半年多了，没有头痛等不适。"小汶对我的提问感到奇怪，这月经和头痛会有啥关联呢?

"平时有没有吃特别的药物?"我又问道，"学习情况如何?"

"她平时都很健康，除了偶尔吃些感冒药，从来不吃药的。刚大学一年级，还是个211的学校。"小汶妈妈对我的提问也觉得有些奇怪。

在询问了小汶相关的病史后，我了解到当天正好是她月经的第三天，我开出了抽血查性激素六项的化验单:"先抽血看看血清催乳素是否增高。"

2

几天后检验报告出来了，血清催乳素(PRL)明显增高，超过了正常值的一倍多。

"你目前是高催乳素血症，所以会导致溢乳，同时，还会引起月经改变，包括周期的延长甚至经量的减少、闭经，我们称之为闭经-溢乳综合征。接下去，你还需要做一个脑部垂体的磁共振(MRI)检查，需要排除下是否存在垂体腺瘤。"

"什么? 脑瘤? 这,这严重吗?"听罢，小汶的妈妈脸色都白了。

"别害怕，需要检查下，即使有，肿瘤微小的话，吃药就可以控制的。"我安慰道。

数天后,垂体磁共振报告提示:垂体微腺瘤直径 5 mm。

"原因找到了,小汶就是因为垂体有这么一个小小的肿瘤,才会引起血清催乳素增高,从而导致溢乳和月经改变。如果垂体肿瘤比较大,还会压迫周围神经或组织,引起头痛、视觉障碍等症状。"我说。

"那我该如何治疗呢?"

"现在病因已经明确了,目前垂体瘤也不大,可以先用溴隐亭口服治疗,它可以降低催乳素(PRL),同时还能缩小肿瘤,一段时间后月经也会得到改善。不过,你一定要按时按剂量吃药。"见小汶点点头,我继续说道:"因为这个药用后会出现恶心、头晕等不适,所以需从低剂量开始吃,适应后逐渐增加至治疗剂量。"

小汶的治疗效果很好,一个月后,她的泌乳症状就消失了,药物反应也不明显。之后的几个月里,小汶会定期来复查,她会高兴地告诉我:"高医生,我月经开始规律啦;月经量也正常了……"半年后复查 PRL 已恢复到正常水平,MRI 也提示垂体微腺瘤在不断缩小。

3

有一次,小汶好奇地问我:"高医生,我一直有个问题想要问您。"

"什么问题?"我抬眼望着她。

"就是,为什么我第一次来看诊时,您会问我学习的情况,还有是否在吃什么特殊的药物。"小汶吐了下舌头,"是否您看着我不像一个好学生?"

"哈哈,不是,"我噗嗤一声笑了起来,"那是一种比较含蓄的提问。因为高催乳素血症除了垂体微腺瘤外,还比较常见于长期服用抗精神病药、抗忧郁症药或抗癫痫药的患者。这几类疾病比较敏感,患者和家属们都不太愿意直接告诉医生,可能会遗漏重要病史,所以我才会那么问你。"

"原来如此啊!"小汶恍然大悟,"看来,要想把病看好,千万别向医生隐瞒病史。"

医生的话

当出现月经改变时,不能只考虑到子宫和卵巢的问题,还需要考虑可能是指挥它们的"上级领导"——下丘脑或垂体有了问题。

在身体有异常症状时,需要及时就诊,明确病因;在就诊时,一定要把相关病史直白地告诉医生,以利医生作出合理判断。

美女与野兽

虽然时间已经过去了 20 年,但一看到动画片《美女与野兽》,我就会想起阿媛丈夫的那句话:我和阿媛的故事就是生活版的《美女与野兽》。

1

记得那是 2000 年的时候,我分管的床位上来了一个卵巢囊肿患者:阿媛,26 岁,一个长得细细巧巧、恬静而温和的女孩子。因为发现双侧卵巢囊肿分别直径 5～6 cm,超声提示一侧卵巢囊肿内壁有凸起,伴有血流信号,考虑"卵巢囊肿性质待查"而收入院准备手术。

术前谈话时,办公室里来了三个人:阿媛、阿媛的丈夫小钱、公公老钱。阿媛的丈夫长得五大三粗,面部最明显的特征就是一对又大又深的黑眼圈。小夫妻并排站在一起,无论是体形还是外貌,都差异很大,似乎并不般配。

在简明扼要地告知病情后,因为考虑若术中发现囊肿为恶性,则需要扩大手术范围,所以我先把阿媛支开了。

等阿媛离开后,我对老钱父子说道:"她虽然还没有生育,但双侧卵巢囊肿比较大,且一侧卵巢囊壁不光滑,因此,不能排除交界性肿瘤或卵巢癌的可能性。若术中冰冻病理检查证实是良性的,那手术范围就可以了,对她以后的生育也不会造成大的影响。但是,如果是恶性的,就要根据肿瘤的病理类型、分期和周围组织的情况来确定是否需要扩大手术范围。"

"扩大到什么样的手术范围?"阿媛的丈夫问。

"最严重的情况就是切除全子宫和双侧附件,这样的话,她以后不仅没有生育功能了,而且可能连女性正常的激素水平也受影响了。"

"阿媛她自己知道吗?"出乎我的意料,小钱并没有就术后的问题进行询问。

"她知道一些,我们查房时会跟她说些相关的问题,但没有说得这么严重,因为担心她会有心理压力。"

"对,医生,你们别告诉她。她胆子小,万一知道得太清楚,她会睡不着的,这样就会影响手术了。"小钱点头说道。

"之所以术前谈话要把这些情况说透,就是为了让家属做好心理准备。明天术中冰冻报告出来后,若真的有病变,医生会再跟你们家属谈话,需要你们尽快决定是否接受扩大手术范围的方案。"

"明白。高医生,怎么对阿媛的病有利,我们就采用哪种方案。我们相信医生。"小钱肯定地说道,"阿媛对我太重要了,只要她健康,生不生孩子我无所谓的。"说罢,就果断地在术前家属谈话单上签了名。

"对,对,我们只想阿媛身体好,其他的我们都可以不要。"先前在一旁一直不说话的老钱也附和道。

2

果然被说中了。阿媛的卵巢囊肿为浆液性囊腺瘤,其中右侧有局部癌变,术中诊断为"卵巢浆液性囊腺癌"。

担任主刀的主任让我下台再次找家属谈话,当我把这一些都告诉在手术室外焦急等待着的小钱时,他的眼圈红了:"医生,这个还是算早期的吧,生存率应该还可以吧?"

"是的,她属于早期的,预后应该不错。而且盆腔里探查也没有发现肿大的淋巴结,容易发生转移的大网膜也是光滑的。所以,这些看上去都属于早期。不过最终分期还是需要术后的病理诊断。"我说道:"因为目前术中诊断为 I 期,若你们保留生育功能的愿望非常强烈,我们可以尝试保留子宫和对侧卵巢,不过因为阿媛是属于卵巢上皮性肿瘤,因此这种保守手术的风险就是肿瘤复发的概率会增高。"

小钱看着我,他沉默了足足 1 分钟,然后摇摇头说:"我们不想冒这个风险,我只要能确保她健康的手术方案,其他都不考虑了。"于是,又是果断地在"同意扩大手术范围"几个字下签了名。

因为术后还进行了腹腔化疗,因为怕阿媛知道病情后情绪会很差,小钱主动找到我们,让我们帮他暂时保守这个秘密。"好的,那我们就说是交界性的卵巢肿瘤,做的是预防性的化疗。"我们同小钱统一了口径。

3

在家人的精心呵护下,阿媛恢复得很快,查房时总是看到小钱陪护在床旁。有时,有护士打趣道:"阿媛,你老公对你真心好哦。"这时,阿媛便幸福地与小钱对视下,而小钱会

医生的话

对于年轻有生育要求的早期卵巢癌患者,在充分做好手术分期和家属沟通的情况下,可以尝试做保留生育功能或内分泌功能的手术,但需要非常慎重,因为实施这些保守性手术的前提是要确保患者的安全。

这段对罹患肿瘤的爱人不离不弃的故事,让我见证了一段坚贞的爱情,这或许就是阿媛能打败"肿瘤君"的奥秘。

挠挠头皮，红着脸说："我们是美女和野兽，是她不嫌弃我长得丑嫁给了我，我当然要珍惜了。"

后来，老钱有次在给阿媛送菜时，告诉了我们这个故事的由来。

"我儿子虽然读书不错，但因为形象不好，所以一直找不到女朋友。他和阿媛是在工作中认识的，她看中了我儿子的品行。当时阿媛的家里是坚决反对的，她妈妈甚至说要断绝母女关系，可是阿媛还是坚决地嫁进了我们钱家门。结婚后，小两口感情很好，对我们两个老的也很尊重和照顾，所以我跟我老爱人都很喜欢她。"

"对啊，我们都看出来了，你们全家都对她很好，所以她的状态和心情都很不错，这种支持对肿瘤患者来说很重要。"我应和道。

说到这里，老钱叹了口气："唉，谁知道这么好的女孩子会得这个病。我和我老爱人虽然觉得她不能生孩子了有点可惜，但我们绝对不会嫌弃她。"

阿媛一共需要做 6 次静脉化疗，让我奇怪的是，每次化疗期间，阿媛总是很配合，也从来不问自己到底是什么病。即使化疗反应很大，她也总是尽量忍着，等呕吐完了，就再一口一口地把碗里的菜吃完。

那天，出院前，我突然发现她手里拿着写有她疾病诊断的出院小结，我正想着该怎么解释，阿媛先笑了："高医生，你别紧张，其实我早知道自己得了什么病了。"

"我看你情绪和状态那么好，以为你什么都不知道呢。"我说。

"其实，我第一次做化疗的时候，看到瓶子上的药名就知道了。但我不想拆穿这个美丽的谎言。小钱为我做了这么多，我更应该好好地配合治疗提高疗效，所以，我就吃完了吐、吐完了吃。只有这样才能保证营养，白细胞才能合格，把化疗按期一个一个做完。"

"哈哈，原来如此。你把我们所有的人都骗啦。"我笑了。

"你知道吗，高医生，我其实是挺感谢这场病的。"阿媛看着我狐疑的表情接着说道，"因为它让我看到了我当初的选择没有错。还有，经过这件事，原来跟我断绝关系的妈妈也发现了小钱的好，上周还特地从老家来看我们呢。"

"有这么多家人关爱你，那你更要加油哦！"

"嗯，我会的！"阿媛的眼里散发着温柔而坚定的光。

4

治疗结束后的 3 年，阿媛会定期到门诊来随访。第四年，因为小钱获得一个在外地升职的机会，她便辞职陪小钱一起在外地生活了，偶尔回上海，便会到诊室来复查。

记得有一年春节，她寄给我一张贺卡，上面写道：从此，美女和野兽开始了幸福的生活……

生育重启键

1

24 岁的麦麦结婚前月经都很规则,结婚后的第三个月突然发现月经推迟了 5 天还没有动静,是不是怀孕了呀? 一想到这个可能性,麦麦的心就不由扑通扑通地跳了起来。可是,买了验孕棒测了,却发现并没有怀孕。又等了一周,月经还是没有要来的样子,便来到了医院就诊。

在询问了相关病史后,我帮麦麦做了一个妇科检查,发现子宫正常大小,但是左侧附件区有一个直径 4~5 cm、质地中等的肿块,超声提示:左侧附件区实性占位,周边见血流信号。

"高医生,我这种情况可能是什么问题? 要紧吗?"麦麦担心地问道。

"从妇科检查的触诊手感来说,有点像卵巢畸胎瘤,这是一种以良性最为多见的卵巢肿瘤,属于生殖细胞来源。一般小的卵巢畸胎瘤可以先不做手术,而采取观察的方法,甚至对于一些有生育要求的年轻女性,可以先备孕。但是,你的情况还需要排除其他性质的肿瘤,先抽血做一些肿瘤标记物看看。"我说。

几天后,肿瘤标记物的报告出来了:AFP 轻度增高,其他 CA125、CEA、hE4 等卵巢癌常见指标都在正常范围。

"医生,我肿瘤标记物大部分都正常的,应该不会是不好的病吧?"麦麦满怀希望地注视着我。

"嗯,大部分指标都在正常范围,至少不是坏事情。不过,生殖细胞肿瘤中 AFP 增高的情况也不少见,所以我们不能掉以轻心。还需要再做个 MRI 来进一步明确诊断。"

MRI 结果证实了我的猜测,"卵巢生殖细胞肿瘤首先考虑"几个字打破了麦麦的幻想。

"高医生,这是不是说我就是卵巢癌了?"麦麦急得都要哭了,"我才刚结婚,如果把子宫和卵巢都要拿掉,我这样就完蛋了。"

"别急,情况并没有你想象的那么糟糕。即使最终手术发现真的是卵巢恶性肿瘤,还有可能根据病期和病理类型选择保留生育功能的手术方式,也就是尽量保留子宫和对侧卵巢,术后通过选择敏感的化疗方案来巩固疗效。很多跟你类似情况的小姑娘,最终都能如愿地当上妈妈的。"我劝慰道。

"真的吗? 那如果我的病已经不是早期,还能保留子宫吗?"麦麦又问。

"能。若是生殖细胞肿瘤,除非是很晚期,一般都能保留子宫。因为生殖细胞肿瘤往往是单侧的,复发也很少在对侧卵巢和子宫,有研究发现,全切除并不能改善预后。这下,你可以放心一些了吧?"

"那保守手术做好了,还要做化疗,是不是会影响以后的怀孕呀?"麦麦想全面地了解治疗情况。

"大部分生殖细胞肿瘤对化疗都是敏感的,医生在做化疗时会注意选用那些疗效肯定,但对卵巢的毒性相对较小的药物来保护这个娇弱的'卵子库'。不过,化疗后不能马上怀孕,因为化疗药物会有致畸作用。"

2

麦麦按期做了手术,术后病理报告是:左侧卵巢无性细胞瘤 Ia 期,也属于卵巢生殖细胞肿瘤中一种中度恶性的肿瘤,一共还需要接受 3 次的静脉化疗。

每次麦麦到门诊来做化疗前检查,我总是会询问她的月经恢复情况,因为如果月经能正常来,至少说明卵巢在"工作"。

当化疗结束后的麦麦带着时髦的棕红色假发套出现在诊室的时候,我向她表示了祝贺:"祝贺你终于闯过了两大关!"

麦麦笑了笑说道:"我记着您说的话,我这个病,道路是曲折的,但前途是光明的。所以,我就坚持下来了。您看我恢复得还不错吧?"

"不是还不错,而是很不错! 看你漂亮的发型,我就知道你的状态一定很好。"

"高医生,我化疗后月经虽然基本上比较准时,但经量比以前少了好多,会不会是卵巢功能减退的表现啊? 我有点担心。"

"化疗对肿瘤细胞和正常的卵细胞有杀伤作用,所以出现一些异常情况也很正常,毕竟现在化疗才刚结束不久,我相信这些都是暂时的现象,我们可以定期通过查性激素六项和 AMH(抗苗勒氏管激素)来了解卵巢的储备状态。"我说。

医生的话

常见的卵巢肿瘤有上皮性肿瘤、生殖细胞肿瘤、性索间质肿瘤、继发性肿瘤等四大类。其中,生殖细胞肿瘤多见于年轻女性。

保留子宫和健侧卵巢的手术+化疗的治疗方案,为有生育要求的年轻生殖细胞肿瘤女性保留了生育重启键。

3

一年后,麦麦的月经情况有所改善,AMH 的水平也在基本正常的水平。

"高医生,我什么时候可以开始备孕?"有一天,麦麦问我。当随访的各项指标都越来越正常时,她开始为她的未来做设计了。

"再过一年吧,因为化疗结束后建议避孕 2 年,这样化疗对怀孕的影响会明显减少。"

又一年后,终于警报解除。当超声、肿瘤标记物等各项肿瘤随访指标,以及孕前检查报告都"达标"后,我笑着对麦麦说:"现在就可以按下生育重启键啦!"

年轻而乐观的麦麦没有让我失望,5 个月后,她给我带来了怀孕的好消息。看着她黑黑亮亮的头发、快乐满溢的笑脸,我似乎看到了 9 个月后那个怀抱婴儿的幸福的小妈妈。

奇怪的拖延

1

这天,诊室里来了一对母女,看病的是 40 岁的女儿小金。因为新冠疫情的防护需要,每个进医院的人都需佩戴口罩。即使口罩遮住了大部分面部,但我还是一眼就通过她苍白的额部和浮肿的眼睑看出了重度的贫血貌。

"医生,我最近 3 个月月经很多,前天在医院检查,发现有很大的肌瘤。"小金说道。

我一看外院的检查报告,B 超提示子宫明显增大,多发性子宫肌瘤,大小都在直径 4~6 cm,最大的一个已超过了 8 cm。重度贫血,血红蛋白只有 52 g/L,是正常人的一半都不到。

"这么严重的贫血怎么现在才发现?"我觉得很奇怪。

"就是她最近老喊胸闷、心慌,上二楼都要气喘,所以我只能带她去社区卫生服务中心看了。结果一做超声,那里的医生也吓坏了,让我们赶紧到大医院来看。"一旁的小金的妈妈说道。

"月经周期准吗? 经期如何? 量多到什么程度?"我开始询问病史。

"时间准的,一般来 7~8 天也就干净了。量多时需要半小时就上厕所放掉一些血,不然每天用卫生巾 10 片都不止,有时还会有大血块。"小金回答。

"结婚了吗? 生过孩子吗?"

"没结婚。没生过,但做过 4 次人流。"

虽然我已经有了些思想准备,但是在让小金排空膀胱进行妇科检查时,我还是被她高低不平如孕 5 个月大小的子宫给"吓"着了:"这么大的子宫,你自己都能摸到,难道这几年就一点没有发现吗?"

"我就是觉得肚子有点大,我还以为是自己胖的呢。"

"这么多、这么大的肌瘤,长出来不止三四年了,难道你每年都不做妇科普查?"我觉得很奇怪。

"我没工作的,所以也没有单位定期体检。"小金说道,"后面我要怎么治疗?"

"这么严重的贫血、这么大的子宫肌瘤,必须手术,不过要在贫血纠正后做。"

"医生,是不是需要切除子宫啊? 我可不想切。"小金问道。

"结合你的年龄,医生首选是做子宫肌瘤剥除术。但是术前谈话时医生会跟你们说清楚,因为你的肌瘤很多、很大,所以万一肌瘤生长的部位不好,或者术中出血很多无法止血,或者肌瘤有恶变,那还是需要切除子宫。虽然这种可能不大,但是需要患者和家属做好心理准备。"我回答。

"医生,我们能不能晚一点手术?"小金妈妈突然问道,"我们想放到年底做。"

"那最起码要半年后了!"我惊呼道,"她现在这种情况,若不做手术,来一次月经就会加重一次贫血。她现在的症状就很明显了,你听,她说话的时候都有些气喘,等到心肺功能进一步损害,那可是要有生命危险的!"

"那有什么药可以吃了暂时不开刀吗?"小金问道。

"对于特别大的肌瘤,为手术创造条件,我们可以短期内用 GnRH 类药物注射 2～3 个月来缩小肌瘤,同时也可以造成人工停经,有利于贫血的纠正。"

"那我们是否可以用呢? 这个药贵吗?"小金妈妈问。

"一个月注射一次,每次 1 600 元左右,总共 5 000～6 000 元。"我说。

"这么贵啊,我们用不起的。我们都是自费的。"小金摇摇头说。

"对于小金的情况,最合适的治疗方式是,先积极补充铁剂纠正贫血,同时可以口服一种叫米非司酮的药物来推迟下一次的月经,这样你的贫血就容易纠正。不然,不断地来月经,治疗就好比往漏澡盆里灌水,很难在短期内使血红蛋白达到至少 100 g/L 的手术条件。另外,这个口服药也不贵,你们肯定能承受得起。"我解释道。

"那好吧,医生,我们就先这么办。"小金母女达成了共识。

于是我开出了医嘱,包括做一系列术前检查、口服补血药以及米非司酮的处方,并关照了用药的方法。

2

两周后,小金拿着术前检查的报告单来复诊了,一看到她坐下,我便问道:"这次月经来了吗? 胸闷、心慌的感觉好

医生的话

对于女性来说,定期的妇科检查不能少。一旦有妇科症状出现时,一定要及时就诊。

在诊治病人的过程中,若患者对于医生给出的方案有不同寻常的反馈,我们不能以"不可思议"而斥之。而是应尽可能博得患者的信任,了解她奇怪决定背后的原因;并结合她的具体情况包括经济条件等,制定一个最适合她的治疗方案。

些了吗?"或许是化着淡妆的缘故,小金的气色比之前好了不少。

"呀,医生,你的记性真好。你一眼就认出我们啦。"小金妈妈说道。

我微笑了下,心想,对于病情比较特殊的患者,医生在"百忙"之中还是会记住的。

小金脱下口罩,说道:"高医生,你看,我的血色是否好多了? 吃了药后,月经没来,自己也觉得好些了。"

我翻看着术前检查,血红蛋白已经从之前的 52 g/L 上升到了 85 g/L。我高兴地说道:"不错、不错,贫血在慢慢改善了,估计这样再治疗 2～3 周,血红蛋白就可以及格,就能安排手术了。"

"医生,我们还是想到年底再做手术,可以吗?"不想,小金妈妈又提出了这个奇怪的决定。

"啊? 好不容易现在得到了控制,当然是尽快手术了。你们为什么还是要延期做,而且还是延期半年呢?"我觉得很不可思议。

"医生,原本我是不想说的,怕你看不起我们。孩子很小的时候我就离婚了。她之前谈了几个朋友,也都没有结果,所以到现在也没结婚。她又没工作,是吃低保的,而我退休工资也不多。"小金妈妈不好意思地苦笑着说道,"听说做这个手术要 3 万元,我们一下子拿不出这么多的钱,还需要去向亲戚去借,所以想再拖拖。"

"小金的肌瘤又大又多,你们没有经济条件通过术前使用 GnRH 来缩小肌瘤,为微创手术创造条件,所以,我建议你们开腹做多发性肌瘤剥除术。这样的话,手术效果不受影响,费用上也可以承受。"我提出了适合她们的方案。

"可是,开腹的话,疤痕会多长?"小金说出了她关心的问题。

"一般 12 cm 左右,"我回答。

"12 cm 有多长,有这么长吗?"小金妈妈比划着她半个小拇指问道。

我不禁哑然失笑:"最起码有两个小拇指这么长。别操心瘢痕的长短啦! 对于小金来说,若必须要放弃一个,那么健康比美观更重要。"

终于,小金母女接受了我的治疗方案,边继续纠正贫血,边等待手术日期的到来……

意外的发现

在妇科诊室里,每天都可以见到一些人间悲喜剧。

对于求子心切的人来说,怀孕是最大的好消息;对于寻求健康的人来说,癌症是天大的坏消息。而对于艾米来说,一次意外的发现,却让她不得不面对不止一个的坏消息。

1

"今天来看什么?"当我面对艾米的时候,她轻松愉悦的表情让我以为她就是在做一次例行的妇科检查。

"哦,您好高医生,是这样的,"艾米不紧不慢地说道,"我今年 38 岁,因为原发不孕在尝试做试管婴儿。10 个月前在做进周期前常规检查时,发现有一个 CA199 的指标偏高,超声检查也没有发现有卵巢囊肿。我的生殖科医生原本是要开始给我促排卵了,但她还是很小心,建议我到外院的消化科再去复查下。消化科的医生说一次略微增高的指标没有诊断意义,让我2~3 个月后再去复查。我不放心,1 个月后就去复查了,结果指标又有了上升。在消化科医生的建议下做了个胃肠镜。结果……结果发现了一个惊人的大问题!"说到这里,艾米就像卖关子一样停顿了一下。

"是什么样的问题? 把相关病史给我看下。"我说道。

"胃镜的活检报告说是印戒细胞癌。"艾米平静地说道,"于是,就马上做个胃癌根治术。还好,术后病理证实病期非常的早,仅仅累及黏膜层,淋巴结也没有转移。"

"术后也没有化疗吧?"我问。

"都没有。我的手术医生说,我真是太幸运了。因为印戒细胞癌能在这么早期就发现,他都没有碰到过几个。"艾米微笑了一下。

"现在一直在随访吗?"

"在定期随访,除了外科,还有妇科,因为医生说这个病要留意卵巢的情况。上周,我在做盆腔超声时发现两侧卵巢各有一个肿块,所以,就约了您今天的门诊,想让您来诊断下。"

与艾米平和的表情形成对比的是我略微吃惊的样子,"印戒细胞癌"+"双侧卵巢肿块",很容易让人和"转移性卵巢肿瘤"联系起来。乳腺、胃肠道、泌尿道等任何部位的恶性肿瘤均可能会转移到卵巢,其中,印戒细胞癌是一种特殊的胃肠道转移性卵巢癌,会在双侧卵巢形成实性的肿瘤,表面光滑,中等大小,又称为库肯勃瘤。有时常常首发症状并不是消化道表现,而是双侧卵巢实质性的肿块伴腹水。

艾米复查的超声报告提示，子宫正常大小，右侧卵巢一个直径 3 cm 大小的以混合为主的肿块，内见强回声团；左侧卵巢有一个直径 2 cm 大小的混浊回声。

"你以前发现过卵巢囊肿吗？"我问。

"几年前曾经发现过一次，当时医生说可能是卵巢巧克力囊肿，具体是哪一侧，我也记不得了。后来复查几次，又没有了。"

"不知道外科医生有没有跟你详细介绍过这个让妇科医生非常警惕的'印戒细胞癌'？因为癌细胞会种植到双侧卵巢形成转移。所以，结合你的病史和现在的超声检查结果，我建议你做个盆腔 MRI，同时做一个肿瘤相关标记物的检测。如果提示卵巢有病变不能除外，你就需要做个手术明确诊断。"我慎重地说道。

"好的，我有心理准备的。"艾米坦然地说道，"这次外科手术让我幸运地躲过了一劫，我更明白完善必要检查的重要性，不能轻易放弃一些疾病的蛛丝马迹。如果没有当初生殖科医生的警惕，没有消化科医生的建议，我的病就不能发现得这么早，预后也不会这么好。"

2

医生的话

轻度增高的肿瘤标记物不一定代表就是某种肿瘤，但是如果随访期间不断增高，则要引起充分的重视。

艾米是幸运的，因为"意外的发现"，让她抓住了肿瘤治疗的黄金时间；她对待疾病积极坦然的心态，也让她抓住了生活的主动权。

两周之后，MRI 的结果为：右侧卵巢畸胎瘤可能，左侧卵巢良性囊肿伴出血，考虑内膜样囊肿可能。CA125、CA199、CEA、hE4 等肿瘤标记物都在正常范围。

"真是个好消息啊。"一看到报告，我不禁为艾米感到高兴。

"是吗，那太好了！我这种情况还需要手术吗？"艾米问。

"从现有的检查报告来看，目前卵巢转移性肿瘤的可能性不大，但也不能完全排除，毕竟影像学诊断不能替代金标准的病理诊断。因为两侧囊肿都不大，所以，可以首选密切随访，若过程中发现囊肿进行性增大，或者肿瘤标记物出现变化，就需要手术。当然，从尽快明确诊断的角度来说，做个腹腔镜手术剥除这两个囊肿也是可以的。"

"好的，我都明白了。我考虑先定期随访。"艾米回答得很干脆。

"后续你还准备做试管婴儿吗?"我问。

"我跟老公和家人都商量好了,不准备做了,他们都考虑我的身体。我之前虽然没有正式进入周期,但也算曾经努力过了,所以没有遗憾。"我看着艾米的表情,不是一种无奈,而是随遇而安的坦然。

"你的性格好乐观,你对待疾病的态度对其他人有提示作用。介不介意我把你的故事写进我的医患故事书里?"

"哈哈,不仅不介意,还求之不得。若您的这本书出来,我一定去买一本,看看您笔下的我是什么样子,也期待着我的这个故事能够帮到别人。"艾米爽朗地说道。

3

首次接诊后过去将近一年了,这期间,艾米会定期来门诊复查,而检查结果是稳定而理想的。或许有一天,她会来做手术把双侧卵巢囊肿剥除,但我想她那时的心态应该是轻松的,因为摆脱了转移性卵巢癌的阴影,一个微创的妇科手术将会让她更坦然地面对生活。

纠结的子宫

1

"医生,你看看我的这个子宫肌瘤该怎么办?"蔡黎刚一坐下,就递上厚厚的病史资料。从这些资料里我了解到:43 岁的她,6 年前因多发性子宫肌瘤在外院开腹行子宫肌瘤剥除术,其中最大的一枚肌瘤直径有 8 cm;病理报告提示:子宫富于细胞平滑肌瘤,生长活跃,局部轻度核异型。3 年前发现子宫肌瘤复发,肌瘤逐渐增大。1 年来出现月经增多,并出现轻度贫血,2 个月前发现多发性子宫肌瘤。其中最大的一枚为直径 7 cm 大小,为肌壁间向宫腔压迫,另有一枚黏膜下肌瘤直径 1.5 cm。

"几年前手术时的子宫肌瘤存在变性,且这种富于细胞的平滑肌瘤有轻度的核异型,需要密切随访的。因为进一步发展,核异型增多到一定程度,就可以诊断为肉瘤变。当时医生有没有告诉你?"我问道。

"跟我都说清楚了,因为是手术后病理发现的,而且我也有生育第二胎的计划,所以医生就让我密切随访。"蔡黎边说边把手机里的照片给我看,"你看,这就是我当时术中剥除的肌瘤。"我一看,一个弯盘里整齐地环形码了一圈近 20 枚的肌瘤,就像一串从大到小排列的串珠。

"你目前的肌瘤向宫腔生长,并有一枚已经完全是黏膜下的,都引起了月经增多,并继发了贫血,因此需要做手术把肌瘤剥除。"我说道。

"那肌瘤剥除后,还能生二胎吗?"

我一听,不由怔住了:"你今年已经 43 岁了,因为两个肌瘤都是进宫腔的,且一个肌瘤很大,无法从宫腔内做,需要从腹部进入,所以术后需要避孕 2 年。到那时,你就 45 岁了,生育的机会就很小了。"

"那我先不做手术,可以先怀孕吗?"蔡黎问道,并不好意思地说,"我家儿子出国读大学了,我老公非常想让我再生一个。"

"我觉得你们的想法不妥。结合你的年龄、你肌瘤的位置和大小情况,自然怀孕的可能性非常低,况且现在又存在明显的症状。为了一个不大可能实现的目标,却要承担'白白流血'的风险,实在是得不偿失。"我说道。

2

"哦,那我回去跟老公说说,我们还是先考虑手术。但是,我们采用哪种方法好呢? 是腹腔镜还是开腹?"

"我觉得,你们考虑的不是哪种手术入径,即开腹还是微创,因为这是由医生根据你的具体情况,比如说肌瘤的位置、大小、是否有严重的粘连等综合因素来决定的。你们要考虑的是手术方式,也就是说,是剥除这么多肌瘤呢,还是索性做全子宫切除。"我回答。

"嗯嗯,这个也是我跟我老公商量定不下来的事。"蔡黎问,"这两个手术方式都有哪些利弊呢?"

"撇开你有前一次的肌瘤剥除术史,你才 43 岁,医生会首选剥除肌瘤。这样做的好处就是你保留了子宫,但是风险是手术后还有肌瘤复发的概率,因为你是多发性、复发性的子宫肌瘤,第三次复发甚至第三次手术的可能性都是存在的。"

"是啊,我也是害怕第三次开刀。那索性把子宫切了会怎么样?"蔡黎问。

"你前面那次手术的肌瘤存在核异型的变性,所以如果做全子宫切除的话,不仅杜绝了以后因肌瘤复发第三次手术的可能,也杜绝了肌瘤恶变的可能。但是,弊端就是以后彻底没有了生育的可能,且子宫的切除可能会对卵巢的功能造成一些影响。"我解释道。

3

"那我听说切了全子宫会造成阴道壁塌陷,是有这种说法吗?"

"有些老年人全子宫切除术后出现的阴道壁脱垂,并不是手术本身的因素造成的,而是与老龄、慢性腹压增加的因素有关。"我说。

"那可不可以不切除宫颈? 我听说还可以有这么一个手术方式。"蔡黎问。

"这种手术我们称之为次全子宫切除。若保留宫颈,还会有宫颈残端再长肌瘤或宫颈残端癌的可能。这种情况虽

医生的话

同病异治,一病多治。对于一些妇科的良性疾病,在符合医疗原则的前提下,医患之间可以平等地沟通,患者在充分知情的情况下,可以跟医生探讨和商定个性化的治疗方案。

但在一些专业性很强的"关键点"上,患者应该充分信任医生的决定。因为专业的事,就交给专业人士吧!

然非常少见,但是术前医生均会告知。"我继续说道,"所以,医生会把各种可能性都讲清楚,在不违背医疗原则的前提下,患者可以结合自己的情况和需求来跟医生探讨,最终决定手术方式。"

4

"高医生,我都听清楚了,但是有点晕。你能帮我理理思路么?"蔡黎不好意思地笑了笑。

"哈哈,信息量的确有些大,我来帮你划划重点。"我不禁被她逗笑了,"第一,你存在手术指征,也就是说到了需要手术的程度。所以,你要决定什么时候做手术。第二,关于手术方式,你可以采用的手术方式有:肌瘤剥除术、次全子宫切除术和全子宫切除术,这个也需要跟家人在充分理解医生告知的利弊后决定。第三,关于手术入径,原则上这需要听医生的,因为他们会给出专业的意见。怎么样,现在不晕了吧?"

"嗯,这下我彻底明白了。关于手术方式我会跟家人商量的。关于手术时间,因为我是老师,需要在暑假才能做,那我现在该怎么办呢?"

"可以先用一些对症治疗的药物。比如说在经期量多时使用止血药氨甲环酸,使用补血药纠正贫血,为手术创造条件。"

"好的,高医生,我就先这么办。"蔡黎终于不再纠结,为自己做好了第一步的决定,期待着几个月后的她,能跟医生商定并落实一个最适合她的手术方案。

怎么又痛了

在妇科门诊,男士是非请莫入的,但对于有特殊症状需要陪护的患者,医护人员也会酌情让男性家属进入"禁区"。

1

这天在候诊区,阿隽一直斜靠在丈夫的肩膀上,蹙着眉,不时变化着体位,发出一声声轻微的呻吟声。一旁的患者见此情景,也谦让着让阿隽提前就诊。于是,阿隽就在丈夫的搀扶下慢慢地走进了诊室。

"医生,她昨天开始肚子痛,今天越来越厉害了。"阿隽的丈夫着急地说。

"这次月经是几号来的?"我问。对于育龄期女性,问候"姨妈"常常是我们的开场白。

"就是一直不来啊,都两个月了。"

有停经、腹痛,很容易让我来联想到妊娠相关性疾病,如异位妊娠、流产等。于是,我围绕着相关情况开始询问了病史。

原来,38 岁的阿隽已经是个二胎妈妈,2 个多月前因为意外怀孕做了一次人工流产。可是术后 2 个月过去了,月经却一直没来,又出现了明显的腹痛。

"人流术后,有没有同房过? 有没有发烧?"我问。

阿隽摇了摇头:"没有,都没有。"

"这次腹痛,一点出血都没有吗?"我问。

"一点也没有。"

"腹痛是一阵一阵的,还是持续性的隐痛? 有没有恶心呕吐或肛门坠胀的感觉?"

"昨天一开始是隐隐的下腹痛,我还以为月经要来了。可以一直没有出血,但是肚子却越来越痛了,一阵一阵的,还有想拉大便的感觉,但是上了两次厕所,却拉不出。"阿隽的表情说明了她正遭受着煎熬。

"上个月,也就是人流刚做好一个月时,有没有类似的腹痛?"我问。

"有的,我记得你当时也说过有腹痛的。"阿隽的丈夫提醒道。

阿隽想了想,说道:"我想起来了,当时是有腹痛的,但是不怎么厉害,能熬得住,持续了 2~3 天后慢慢就好了,所以我也就没在意。医生,我会是什么问题?"

"这样,先做一个妇科检查,然后你去查个尿检和血液检查,再做个超声,我们就能发现问题了。"我说道。

2

妇科检查发现,阿隽的阴道内没有出血,宫颈口是闭合的,但有明显的举痛。宫体偏大,有明显的压痛,两侧附件也有轻度的压痛。

尿妊娠试验阴性,血常规检查没有贫血,白细胞也在正常范围。

超声检查报告:宫腔分离 6 mm,双侧附件区见条索状液性暗区。

"问题找到了,"我说道,"你可能是人流术后并发了宫颈管粘连,导致经血不能流出而集聚在宫腔内导致了腹痛。"

"宫颈管粘连? 问题严重吗? 该怎么治疗?"阿隽问。

"只要到门诊手术室做宫颈管扩张术就可以了,宫颈扩张后就能解决经血的引流问题,腹痛也就会很快缓解了。"我说道,"你看,你超声提示宫腔分离 6 mm,就是宫腔积血,而且量也不少了。附件区的条索状暗区,可能就是经血倒流到了输卵管里,你上个月的腹痛估计也是同样的原因。如果不及时处理的话,这些倒流的经血还会通过输卵管伞端进入盆腔,从而可能会导致盆腔子宫内膜异位症。"

我给阿隽开了宫颈管扩张术的手术通知单,约好一周后复诊,并嘱咐她术后一定要注意休息,尽量采取半卧位以利经血的引流。

3

一周后,阿隽一脸轻松地来复诊了。

"高医生,果然是宫颈管粘连引起的宫腔积血。手术医生帮我扩张宫颈后,血就流出来了,腹痛也慢慢减轻了,到了第 2 天就几乎不痛了。"

"经血的量和颜色如何? 干净了么?"我问。

"刚开始颜色是暗红的,之后就是鲜红的了,跟以前的情况一样。6 天就彻底干净了。"阿隽轻快地说道,"高医生,我后续还需要注意什么?"

医生的话

人工流产是终止意外妊娠的一种补救方法,而不是常规的避孕方法。无论是手术流产还是药物流产,都有着一定比例的近期或远期并发症。

为了避免对身体的伤害,一定要重视安全、有效的避孕方法的落实,可以根据年龄、婚姻状况、生育要求等选择适合自己的避孕措施,确保生殖健康。

"一般宫颈扩张术后还需要预防再次粘连。首先暂缓同房；其次注意阴道分泌物有无异常或异味；再次，观察下一次的月经，若能按时来，经期经量都如常，那就没大问题。但如果又是'爽约'，并伴有腹痛，就要随时就诊。"说到这里，我顿了顿，"最后，也是最重要的一条，一定要落实安全、可靠的避孕方法。毕竟意外妊娠导致的人工流产会带来各种并发症，你没必要以身试'发'哦。"

"嗯嗯，这次经历让我对避孕的重要性有了更深切的认识。高医生，您推荐下，我可以采用什么避孕方法？"阿隽问道。

"你现在 38 岁，可以先考虑口服短效避孕药。而且，人流术后使用口服避孕药对子宫内膜也有保护作用。过几个月，你可以选择放置宫内节育器。当然，如果你对放环有顾虑，也可以选择避孕套，但必须做到全程使用，千万别抱有侥幸心理而'秋后算账'呀。"

听罢，阿隽不好意思地笑了："我再也不敢啦……"

疼痛的小包

1

芊芊有个 3 岁的女儿,生完孩子的她身材恢复得很好,平时,还特别喜欢穿低腰牛仔裤。最近几个月,她却总觉得裤腰这里会有一些触痛。起初,她还以为可能是裤腰太紧了,可更换了宽松衣裤后,这种疼痛还是没有改善,尤其是在月经期的那几天,疼痛的感觉更加明显。

一天晚上,她临睡前突然在原来剖宫产瘢痕的下面摸到了一个小蚕豆大小的肿块,不由吓出了一身汗。经过一夜的辗转反侧,第二天一大清早她就来到了医院。

"医生,你帮我看看,我自己在肚子上摸到了一个小蚕豆大小的肿块,会不会是卵巢上长出来的肿瘤?"芊芊的表情显得非常的紧张。

"别急,卵巢是盆腔内的脏器,一般自己在腹部是摸不到的,更不要说你摸到的才小蚕豆大小呢。"我宽慰道。

通过询问病史我了解到,芊芊 3 年前是因为"初产臀位,胎膜早破"在孕 38 周时接受了剖宫产术,产后第 4 个月就恢复了月经,平时月经规则,也没有痛经。

"你摸到的肿块是不是在剖宫产瘢痕的下面? 是不是月经来的时候会痛,月经干净后就会好转,而且会变小?"我问。

"对,对,我这几个月注意到的就是这种情况。特别是月经快干净的那几天,痛得碰都不能碰。等彻底干净后一周,这种感觉会慢慢好转。可是,到了下个月的月经期又开始痛了。"

"好的,我知道是什么问题了,应该是腹壁切口内异灶。来,你排空膀胱,我们来做个妇科检查。"

2

腹部检查证实了我的猜测。芊芊当初做的剖宫产是横切口,在瘢痕右侧角的皮下果然可以摸到直径约 1.5 cm 的硬结,边界不太清楚,但有明显的压痛。而妇科检查,双侧附件并没有发现肿块。

"做超声看看吧,不过你要分别做两个,一个是腹壁超声,看看这个在腹壁内的肿块是不是符合腹壁切口内异症;另外还要做一个阴超,了解下盆腔内有无占位性病变。"我说道。

不久,芊芊拿着两张超声报告回来了。盆腔超声检查示子宫和双侧卵巢均正常,而腹壁超声的影像学图像符合腹壁切口内异症的表现。

"高医生,什么是腹壁切口内异症? 这又是怎么形成的呢?"芊芊不解地问。

"这属于子宫内膜异位症的一种,发生的原因被认为是剖宫产术中有活性的子宫内膜种植在了切口上,以后随着每一次月经的来潮,这异位的内膜也会随着雌、孕激素水平的变化发生出血,从而慢慢地形成一个小肿块,并随着时间的推移慢慢长大。在月经期肿块最大,压痛也最明显,月经过后,随着其中的血液被部分吸收,肿块可以缩小一些,压痛也会缓解。"

"那这种情况该怎么处理呢? 是不是要手术切掉呢?"

"对于症状比较轻、比较小的异位灶,我们可以采用保守治疗,比如说像治疗其他部位的轻症的子宫内膜异位症那样,采用口服避孕药的方法。但对于比较大、症状比较明显的内异灶来说,可以通过手术切除的方法来给予比较彻底的治疗。"我解释道。

"啊,真的要开刀啊! 是不是跟之前剖宫产那样,要把肚子都打开呀?"芊芊皱着眉头问。

"这种内异灶一般就在腹壁内,就是在皮下脂肪和腹壁肌肉筋膜之间,并不需要打开腹膜进入腹腔,所以可以算作是一个小手术。但这种肿块因为反复的出血、吸收,与周围组织形成粘连,所以边界不清,切除时范围会比实际肿块的大小略大。"

"哦,我明白了。但是,我现在不想做手术,那就先用避孕药保守治疗吧。"芊芊说。

医生的话

子宫内膜异位灶(内异症)可以出现在全身的任何部位,绝大多数在盆腔内,其中最常见的是卵巢子宫内膜异位囊肿(俗称巧克力囊肿)。但剖宫产术后出现的腹壁切口内异症,和阴道分娩后会阴切口出现的内异症,都与术中的子宫内膜在切口中直接种植有关。

虽然术中医生都会采取一系列的切口保护措施,但有时这种医源性种植还是很难避免。唯一能彻底避免除此患的就是减少非医学指征的剖宫产手术,也就是说,能顺产还是自己生的好!

3

3 个月后,芊芊复诊时告诉我,肿块比以前小一些了,疼痛的感觉也好些了。

1 年之后,肿块已经缩小到绿豆大小了,芊芊高兴地说:"肿块已经不怎么痛了,现在我又能穿上紧身裤啦。"

"不过,还是要经常随访的哦!"我提醒道。

"嗯,明白! 另外,我还会向身边的准妈妈们宣传您之前告诉我的那首诗:尽量顺产莫开刀,疼痛小包惹人恼;瘢痕下方有硬结,当心腹壁内异灶。"

周期性低热

1

25 岁的菁儿还没有结婚，单身的她整天风风火火地在职场奔波，日子过得紧张而充实。有时为了完成一个项目，她经常会熬夜至凌晨三四点，然后睡上个 3 小时又满血复活地出门上班；有时白天困了，就用不停喝咖啡来提神，最多的一天有时要喝四五杯咖啡。

可这段时间来，她突然觉得自己有些力不从心，工作效率降低了，自诩的"超强大脑"也开始出现记忆力减退的表现。有时同事间的一句玩笑话会让她变得非常敏感而多虑；有时因为工作完成不及时被上级说了两句，便会觉得天昏地暗似的大哭一场。胃口也开始减退了，还出现了小腹胀满、低热的情况。于是这天带着满腹的焦虑，菁儿来到医院就诊。

"医生，我是不是有可能得了卵巢癌？"菁儿刚坐下，就把自己最担忧的问题说了出来，"我在网上查过了，晚期卵巢癌就是有胃口变差、低热和小腹胀的情况。"

"你每年单位体检都做吗？最近一次是在什么时候？盆腔超声有没有发现卵巢囊肿？"我问。

"每年都体检的，最近一次是三个月前，当时医生是让我喝水做的腹超，说没什么。"

"当时抽血查过肿瘤标记物吗？"

"都做过，什么 CA125、CEA 等，我当时记得也都是正常的。"菁儿回答。

"那你有肿瘤家族史吗？尤其是卵巢癌、子宫内膜癌或乳腺癌的家族史？"我继续提问。

"都没有。"

"那你就可以基本放心啦，我听上去你不像卵巢癌呀！因为首先你没有家族史，不属于高危人群；其次，定期检查也没有发现有卵巢囊肿；最后，肿瘤标记物筛查也是正常范围。所以，这三点就可以基本排除这个可能。"为了初步打消菁儿的疑虑，我用三联问来帮她初步分析并排除了她的担忧。

"是吗，那就好。可是，我这些症状会是什么问题呢？"

"你回忆一下，你的这些症状是不是都是在月经前 1~2 周出现的？你现在的月经规则吗？"我问。

"月经倒都还蛮准的，就是经量稍微有些减少。时间上么，咦，对了，症状出现好像都是在每月的月初,而我的月经一般都是在每月的中旬来的。"

"那时间上是符合的,正好是月经前的1～2周,也就是我们说的排卵后的黄体期。"我说,"你是否还有其他的症状,比如说乳腺胀痛和肢体水肿?"

"有的,那几天我的乳房会特别胀痛,碰都不能碰;早上起床,握拳时也会觉得手指有些胀。"菁儿边回忆边说。

"那你感觉的低热是多少度呢?"

"那几天,我就觉得人很燥热,容易心烦,下午量体温会在37.5℃左右,早上和晚上会好些,但也会有37.2℃。高医生,我这到底会是什么问题?"

"从病史分析上,可能是经前期综合征。它有明显的周期性,也就是在月经前1～2周出现各种以躯体症状、精神症状和行为改变为特征的一种综合征,在月经后会自然消失。一般情况下,女性在月经前都会有这些比较轻微的症状,可以不处理;但是如果症状比较明显,影响了正常的工作和学习,就需要进行治疗。"我说。

"那除了这种可能,我还会有其他问题吗?"菁儿还是不放心。

"当然,在给出这个诊断前,我们除了详细了解病史的发作特点外,还需要排除器质性病变或其他疾病。在妇科方面,需要先做个盆腔超声排除下子宫或卵巢的问题;其次,你因为有午后低热的问题,还建议到外院内科排除下自身免疫性疾病或结核。不过,接下去,你可以再继续观察1个月,看看这些症状是否真的与月经关系密切,月经一来就迅速缓解或消失。"我给出了建议。

2

不久,菁儿的盆腔超声的结果证实子宫和双侧卵巢均未见占位性病变。外院内科的检查也排除了红斑狼疮等自身免疫性疾病以及结核。

"高医生,我这一个月观察下来,是有明确的周期性。我该怎么治疗呢? 这情况又是为什么会出现的呢?"

"对于经前期综合征的病因目前医学上尚无定论,可能与精神社会因素、卵巢激素失调和神经递质活性异常有关。

医生的话

经前期综合征多见于25～45岁的女性,具有明显的周期性特点。一般情况下,可以通过心理治疗和调整生活状态来改善。

当症状对日常工作和学习造成不良影响时,可以通过药物来治疗。可以使用口服短效避孕药,其他药物还包括:抗焦虑药、抗抑郁药和利尿药。

你因为前期的生活不规律、工作节奏过快,均可能是诱发因素。"我说道,"在治疗上,首先要调整好自己的工作和生活状态,要劳逸结合,确保每天基本的睡眠时间,减少熬夜的次数,要减少咖啡的摄入,每天最多不超过 2 杯。在饮食上保持清淡。还可以适当参加一些体育锻炼,比如说慢跑、游泳、瑜伽等,让'肌肉加个班,给心情放个假'!"

"好的,我今后会在这方面注意的。但需要吃药吗?"菁儿问。

"是否要药物治疗,还是要看症状的严重程度。要对这个'病'有正确的认识,这种综合征是'病'但也不是'病',也就是说可以通过一些生活方式的改变和心理的自我调适来改善的,只有在症状比较明显,影响到正常的学习和工作时才需要药物治疗。"

"那我现在的状态已经影响到了工作,我想尽快得到改善。"菁儿很坚决。

"结合你的情况,我建议你使用口服短效避孕药。可以通过抑制排卵缓解症状,还可以减轻水肿,对其他一些伴随的症状也会有所改善。"

"啊,我还没结婚呢,能吃避孕药吗? 这样对我以后怀孕会有影响吗?"菁儿担心避孕药会成了"不孕"药。

"不会的,口服短效避孕药除了有避孕作用,还可以用于月经的调节。它只是在用药期间抑制卵巢排卵,停药后排卵功能很快会恢复,不会影响到今后的生育。况且,你也只是先使用4~6 个月,在治疗期间通过上述的生活方式改变,症状自然减轻后就可以停药了。"我说。

3

通过 2 个月的口服短效避孕药,菁儿经前综合征的症状得到了明显的缓解,除了精神症状的改善,奇怪的低热也没有了。

"高医生,我之前的症状都好转了,现在我尽量不熬夜,饮食也规律了,还参加了路跑,整个状态好多了。我再吃 2 个周期,是否可以尝试停药了?"

"完全可以!"我给出了菁儿想要的回答。

种子的力量

1

小频结婚已经有大半年了，一直在备孕，每个月月经要来的那几天，她会特别紧张："最好不要来，最好不要来哦"，她心里不停地念叨着。可是结果"大姨妈"总是如约而至，甚至时间上最多就只相差半天。她竟然开始讨厌起如此准时守信的"大姨妈"了。当看到身边跟她差不多时间结婚的同事纷纷有喜时，她更感觉到了压力。有一次，当月经延迟 2 天不来时，她非常激动地拿出了储备了好几个月的验孕棒，压抑着突突的心跳，用尿液一测——唉，结果还是一条线！她觉得刚刚差点跑到嗓子眼里的那颗心一下子坠落到了深谷里。

因此，当终于有一天她亲眼目睹了传说中验孕棒"两条杠"的时候，她那颗坠落在深谷里的心，又开始活泛地跳动起来了。

虽然停经时间很短，但她觉得每天早上似乎会有恶心和慵懒的感觉，这一切都让她觉得生活无比美妙。扳着指头算着日子，终于熬到了停经 49 天的时候，她来到了医院。

"医生，我怀孕了，现在停经 49 天，想做个超声。我听说只有到了这个时候才差不多能看到胎心，有了胎心才能产科登记。对吗？"小频问。

"是的。你平时月经周期多长时间？这次停经后有阴道出血或腹痛吗？停经几天的时候测验孕棒是阳性的？"对于早孕患者，医生需要先了解下这些情况，以推测受孕时间，这些对于判断超声结果是非常重要的。

"周期都是 30 天，很准的。停经后没有出血和腹痛，在停经 32 天的时候测出来阳性。"

"好的，那我们先做个阴超。"我说。

超声结果喜忧参半：宫内见一胚囊 21 mm×18 mm×14 mm，见卵黄囊，未见胚芽和原始心管搏动。

"医生，这说明什么？为什么我停经 49 天了，却没有胚芽？"小频有些担心。

"这一般有两种可能。一种是你这次排卵延后了，所以实际受孕的时间比现在计算的时间要晚几天；还有一种可能，就是胚胎发育不良，受精卵发育到一定时间出现了停止，所以今天超声的表象落后于真正停经 49 天应该有的图像。"我如实相告。

"那该怎么办？我能采用什么治疗措施么？"

"若是第一种情况,你不治疗胚胎也照常发育,时间到了自然见分晓;若是第二种情况,你目前也没有见红等其他症状,顺其自然地等待复查,可能是最合适的处理方式。因为如果真的是胚胎停育,60%是受精卵本身的问题,盲目保胎意义不大。"我给出了建议,"你也不要过分担心,现在只是情况不明朗,并不一定糟糕。回去该干嘛就干嘛,但是一旦有阴道出血或腹痛,就需要及时就诊。"

"那我可以抽血早点知道胚胎好坏吗?"小频问。

"可以抽血查 HCG 和孕酮来了解下,但是一周后的超声最有权威性。"我回答。

2

第二天,小频查血 HCG 为 3.5 万 u/L,但孕酮只有 18 nmol/L,明显低于正常早孕期的孕酮水平。"情况不太理想,这往往提示是胚胎停育呢。"我轻声说道。

"现在保胎有意义吗?我想努力下。"小频很坚决。

有了一定的心理准备,小频尝试使用孕酮进行保胎治疗。因为她也明白,如果真的是'种子'出现了问题,孕酮治疗也无法'催'开这棵'芽'。

一周后,复查超声的结果让抱有一丝希望的小频彻底地失望了:宫内胚囊 32 mm×20 mm×15 mm,见卵黄囊,结构欠清晰,未见胚芽和原始心管搏动。

"这说明是胚胎停育了。"我下了无情的判决书。

"可是,胚囊大小不是在长吗,为什么你说就是停育了呢?"小频很是不解。

"正常情况下胚囊和胚芽应该是同步生长的,现在胚囊大了,但仍没有胚芽,说明胚胎是停止发育了,这就好比是一颗空瘪无力的种子。况且经过一周,如果考虑之前是受精延迟,这个时间也应该有胚芽了。另外,你看卵黄囊结构不清晰,提示在发生退化。这些都提示流产不可避免。"我希望通过分析让小频清楚地了解她目前的状况,以便更好地执行医嘱。

"那我是不是就需要刮宫了,如果不刮,让它自己流产可

医生的话

可以把受精卵比作一颗种子,把子宫内膜比作土壤,把卵巢黄体分泌的雌、孕激素比作阳光雨露。如果受精卵存在染色体异常,那往往是颗无力的种子,常会表现为胚胎停育;如果染色体正常,则将是颗有力的种子,一旦有土壤的营养和阳光雨露的支持必将绽放生命的力量。

早早孕期通过监测血 HCG 和孕酮的变化,可以了解胚胎的生长情况。而在超声下看到胚芽和原始心管搏动,是早孕期判断正常宫内妊娠的客观指标。

以吗?"小频问。

"胚胎停育到一定时间就会引发自然流产,这时候的出血可能会很多,也有可能会发生不全流产。所以,既然已经明确为停育,流产不可避免,就建议你尽快做人工流产。同时,为了明确流产的原因,可以将流产物做病理检查和绒毛染色体检查。"我说。

3

小频采纳了我的治疗方案。第二天,做了一个无痛人流手术,几天后病理报告为:绒毛和蜕膜。几周后绒毛染色体检查的结果发现比正常人多了一条常染色体,也就是一共有 47 条染色体。

"所以,你发生胚胎停育的原因就是受精卵的染色体异常。"我给出了诊断。

"染色体异常?那会不会是我和我老公的染色体也有问题?"一听这话,小频又有些急了。

"这往往是因为受精卵在染色体有丝分裂时发生错误而造成的,这是小概率事件,而男女双方本身染色体有问题的并不多见。况且你这只是第一次,只有发生二次及以上不明原因流产的夫妻,我们才会建议做一个双方的外周血染色体检查。"

"那我以后还能正常怀孕吗?"小频问。

"能!当然能!"我给出了一些备孕建议。

4

3 个多月后,小频发现自己又怀孕了。怀着忐忑的心情,她在停经 32 天一发现验孕棒阳性就赶紧来到了门诊。

"高医生,我怎么能尽快知道宝宝的安危情况?"

"可以间隔 48 小时抽血了解 HCG 和孕酮情况,若 HCG 有翻倍,孕酮在正常范围且没有降低,那这一次正常胚胎的可能就很大。"我说。

两次检查结果,HCG 的翻倍很理想,只是孕酮从 96 nmol/L 下降到了 81 nmol/L,并且开始出现一点暗褐色出血。

"高医生,这可怎么办? 有见红,孕酮也在下降,是不是说明又要流产?"小频焦急地问道。

"这两个指标要结合起来看。你的孕酮虽然有轻微的降低,但是数值还是在理想的范围之内。况且 HCG 的翻倍也很给力,所以可以适当补充些孕酮来支持妊娠黄体的功能。少量暗褐色的出血问题不大,有时少量见红并不一定就是流产先兆。放松心态、注意休息,如果没有症状加重,就 10 天后再来复查超声。这应该是一颗有力的种子。"我的话让小频充满了信心。

十天后,来复诊的小频一下子得到了两个好消息:超声不仅看到了胚芽和原始心管搏动,而且还是两个!

恼人的淋漓

1

小盛 5 年前因为临产后出现胎儿宫内窘迫急诊行剖宫产术,术后没有出现明显的发热,但是恶露持续近 2 个月才干净。月经在产后 10 个月时恢复,开始几次的月经周期和经期还比较正常,可是近 2 年来,月经经期越拖越长,原本 7 天就能干净,却延长到了 2 周。一个月有一半多的时间要使用卫生巾或护垫,实在是不方便。于是,这天她来就诊了。

"医生,我剖宫产术后月经一直'滴滴答答'要两周,是不是子宫内膜病变了?"

"你是月经正式来之前就开始淋漓 1 周,一旦来了就比较干脆? 还是刚来时比较爽气,但持续一周后开始淋漓?"我问。

"刚来时是正常的,6~7 天后开始减少,只要用护垫就可以。但是月经就是一直不走,一般至少要 2 周。有时以为干净了就没有用护垫,可是过了半天或一天又有一点暗褐色的出血,好烦人。"小盛很无奈地苦笑了下。

"平时是怎么避孕的?"我问。

"避孕? 根本不需要了。我平时月经周期就短,只有 25 天,这身上一来就要半个月。常常以为干净了,同房后又会少量出血 2~3 天,吓得我已经好几个月没有性生活了。老公也说让我快点来看看,不然要影响夫妻感情了。"小盛说得很爽直。

"我们先来做一个妇科检查,排除下宫颈的问题;然后做个超声,看看子宫内膜的情况。结合你有剖宫产史,这种经期淋漓不净的情况首先考虑有可能是剖宫产切口憩室。"我说。

妇科检查结果宫颈光滑,没有见到宫颈息肉,宫颈抹片 LCT 也正常,因而排除了宫颈病变可能引起的不规则出血。超声结果提示:子宫内膜欠均匀,子宫下段切口憩室可能。

"医生,什么是剖宫产切口憩室?"小盛好奇地问。

"剖宫产切口憩室,是剖宫产术后子宫切口瘢痕愈合不良而形成的凹陷,就好比是子宫肌层与浆膜层间形成的小囊腔,就像一个'违章的露台'。它发生的原因还不是很明确,有研究认为产后恶露持续不净可能是一个发病因素。"

"那它为什么会引起月经淋漓不尽呢?"

"正因为在切口瘢痕处的肌层和浆膜层间形成了一个小囊腔,所以正常来的月经经血会积聚在此,不能及时排出,从而造成经期延长。"我解释道,"这不同于子宫内膜息肉或增生引起的经期延长,开始出现症状时子宫内膜可能并没有发生病理学改变。但是,如果这种持续出血的时间延长,就有可能会造成子宫内膜炎而出现继发性子宫内膜良性病变。"

这种病的治疗要看具体的情况。第一种,如果没有明显的月经改变,又没有再生育的要求,而只是在常规超声时发现存在切口瘢痕憩室,可以不用治疗。第二种,虽然没有再生育的要求,但是月经经期延长明显,干扰了正常的生活,可以采用保守治疗改善症状。第三种,有再生育的要求,经期延长明显,检查发现憩室比较大,可以采用宫腔镜或经阴道手术治疗切除憩室。

"嗯,我不准备再生二胎了,该怎么治疗呢?"小盛问。

"你可先用药物治疗。在选择方法上,可以先尝试用口服短效避孕药,若有效,可以持续用一段时间。如果没有明显效果,就考虑放曼月乐宫内节育器。"

"放环? 哦,不,我不想放环。那我就先试试避孕药吧。"

经过 3 个月的口服避孕药治疗,小盛告诉我她的月经情况得到了改善,经期由原来的 14 天缩短到了 9～10 天。

"我已经满意了,这样至少我可以少用几天护垫了。"

2

可是,半年之后,小盛又来了。

"高医生,这两个月吃避孕药好像又没效果了,经期又延长到了两个星期,怎么办?"

"那就考虑放曼月乐吧。"我给出了建议,"其实它不同于其他的避孕环,因为含有高效孕激素,可以直接作用于子宫内膜,使内膜发生萎缩,从而可以达到减少月经量的作用,这样,经期淋漓不尽的问题就得到了解决。比起手术治疗,放环和取环只是一个非常小的手术操作。"

"那如果放环后还是没有好转,我最终可以选择手术吗?"小盛问。

"可以的,如果保守治疗都没有效果,症状越来越明显,就可以考虑手术治疗。目的是通过不同的手术路径,切除这个憩室和周围的瘢痕组织,将肌层重新缝合加固,就好比是敲除这个'违章的露台',将切口凹陷这面缺口'墙'重新给堵

医生的话

子宫切口憩室是一种剖宫产远期并发症,所以再次提醒:要尽量避免无医学指征的剖宫产。

憩室的无创性的诊断方法包括 B 超和 MRI。在治疗上,有期待治疗(观察不处理)、保守治疗和手术治疗三大类,需要根据患者的症状、憩室的大小,以及是否有生育要求来决定。

上。这样,经血就不会再积聚在此造成经期延长了。"我回答。

3

最终,小盛采用了放置曼月乐的治疗方法,随访一年多来,每月月经总是很少的那么几天,使用护垫就可以了,时间上也缩短至了 7 天左右。她轻松地说道:"终于可以跟这恼人的'两周时代'告别啦!"

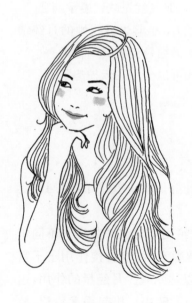

一别小半年

1

"医生,我的月经越来越不规则了,常常 3 个多月才来一次,这次已经半年了还没有来。"23 岁的澜澜首次就诊,主诉说得很明确。

"你是几岁来的月经,以前情况怎么样? 月经周期延长有多久了?"对于月经不调的患者,详细了解月经史是必不可少的。

"我是 15 岁才来的,一开始几年还可以,1～2 个月会来一次,但是量有时多有时少。因为读书,所以也一直没看。最近 2 年,月经周期越来越长,慢慢延长到了三个月,曾经在其他医院看过,吃了黄体酮就会来,不吃又不来了。"

"最近一次是半年前? 是自己来的,还是吃药后来的? 有没有做过什么检查?"

"半年前是吃了黄体酮后来的。我想总不能每次都靠吃药来吧,所以就来看了。之前没有做过检查。"

"结婚了吗? 有性生活史吗?"对于生育期的女性,了解婚育史也很重要。

"都没有,也没有男朋友。"

我给澜澜做了个体检,发现她的体形和身材都适中,体毛分布也均匀,只有面部痤疮比较明显,但没有多毛。盆腔超声提示:子宫正常大小,子宫内膜 4 mm,双侧卵巢均见十数枚小卵泡。

"高医生,这超声是什么意思?"澜澜指着超声报告单问道。

"从超声检查报告来看,结合你月经周期延长和闭经的情况,你可能存在多囊卵巢综合征。不过,还需要抽血查些激素指标来明确下。"我说。

2

几天后,激素六项、甲状腺功能和 AMH 报告都出来了,结果果然支持之前的判断。

"高医生,我从网上查过了,多囊卵巢综合征会有明显的肥胖、多毛等症状,可是我都没有,为什么也会是这个病呢?"澜澜觉得不可思议。

"的确,最为典型的多囊卵巢综合征包括月经不调、周期延长或闭经、肥胖、多毛、不孕等,但是还有一种类型就像你这样的，没有多毛和肥胖，甚至体形非常标准。所以，诊断除了看症状，还要结合其他检查指标。"

"那我的哪些指标符合这项诊断呢？"

"临床上只要符合月经稀发或闭经、高雄激素血症、超声多囊卵巢三项指标中的任何 2 项就能诊断，而你三项都全了。"我对着检查报告逐一对澜澜作着解释，"首先你的睾酮超过了女性正常值，达到了 3.6 nmol/L，这就表示你有高雄激素血症；其次，你看你的 LH：FSH 比值接近 3，一般这个比值超过 2 就符合多囊排卵障碍的诊断；你的 AMH 值达到了 11 ng/ml，远远超过你年龄段相应值的范围。雌二醇（E_2）明显增高、血清催乳素（PRL）轻度增高，也都符合这个诊断。"

"那我该怎么治疗呢？我还没有结婚，会影响以后生孩子吗？"澜澜问。

"在治疗上我们会结合你的年龄和婚育要求来决定。你目前未婚，暂时也没有生育的要求，所以主要是调整月经周期，预防异常子宫出血，以及长期闭经导致内膜异常增生而发生病变。等你以后结婚了，如果存在排卵障碍而导致不孕，还可以促排卵助孕治疗。这是个需要长期管理的慢性疾病。"

"那我雄激素很高，该怎么治疗？如果雄激素越来越高，以后是不是会男性化？"澜澜在嘴唇上方比划了一下，似乎是给自己画了一撇小胡子。

我不由笑出了声："哈哈，不会不会，只要及时治疗，这种现象是不会出现的。"

我给澜澜开出了一个周期的达英-35（炔雌醇环丙孕酮片）："先吃三个月，这是一种短效的口服避孕药，既可以调整月经周期，也有很好的降雄激素的作用，另外还可以'美容'——减轻痤疮。治疗后可以根据雄激素的高低来调整用药周期。"

3

用达英-35 治疗三个月后，澜澜的雄激素水平慢慢接近

医生的话

多囊卵巢综合征典型的症状是：月经稀发或闭经、不孕、多毛、痤疮和肥胖，但也有一部分患者无肥胖。

有肥胖者，通过调整饮食和增加体育锻炼将体重减轻 5%～10%也有一定作用。在治疗上要根据患者的症状和生育要求来综合考虑，并要做好长期管理。

了正常,脸上的"痘痘"也随之销声匿迹了。继续使用至六个月后,雄激素降到了正常范围。停药后的两年里,澜澜有时会自己来几个月的正常月经,但有时若连续超过两个半月以上的停经,便会遵照医嘱用上 10 天左右的孕激素来一次月经,确保子宫内膜能完整地脱落一次。

　　26 岁那年,澜澜结婚了。备孕的几个月里,她监测到排卵并不规则,于是接受了促排卵治疗,不久便如愿地怀孕了。

　　"高医生,我孩子生好了,接下去该怎么治疗?"当澜澜结束哺乳期后,又遇到了月经迟迟不来的情况。

　　"就像几年前初次诊断时跟你说的一样,多囊卵巢综合征是一个需要长期管理的慢性疾病。因为长期处于无排卵性的高雌激素水平状态,没有定期的孕激素对抗,时间长了就有可能会造成子宫内膜增生过长,甚至发生子宫内膜癌。所以,今后的治疗原则是跟你结婚前是一样的,就是要定期确保子宫内膜完整脱落。"

　　"哦,我明白了。可以定期用达英- 35 或孕激素来割'一茬'内膜,是吧?"澜澜对于我关于激素作用的"比方说"也是烂熟于胸。

　　"对! 调周期、促生育、防病变,就是治疗的三部曲。"

瘦成了"闪电"

1

即使我已经有了心理准备,但是第一眼看到小群的时候,我还是被她的外形给怔了一下:20 岁的年龄原本应该是面若桃花、肤如凝脂的最美年华,可是眼前的小群面色晦暗、形体瘦削,细长的四肢几乎看不到脂肪。她是我一个老病人的女儿,因为继发性闭经被她妈妈催促着来就诊了。

在小群还没有就诊前,她妈妈就告诉我,今年大二的小群,原本月经都很规律,但是进入大学加入了体操队,为了保持体形便拼命节食,结果体重是下来了,但是"姨妈"也不辞而别了。

"高医生,您不知道,她简直瘦成一道'闪电'了。我们大人跟她说,让她好好吃饭,她都不听。到时候您跟她好好说说,月经已经半年多不来了,她也不告诉我们,我也是刚知道,这次好说歹说才肯过来。您一定要帮她好好检查下。"小群妈妈提前打了伏笔。

当小群坐下后,我问她:"你几岁来的月经? 平时情况如何?"

"小学五年级的时候就来了,一直都是很准的,量也正常。"

接下去我了解到,小群身高 168 cm,高中时最重达 60 kg。大学后因为想减肥,从一开始不吃主食,到之后尽可能不吃东西,实在饿了就吃一块巧克力,结果体重快速下降,一年后降到了 44 kg。从此月经量开始明显减少,常常只要用护垫就可以,每次月经的颜色暗黑,她不以为然。半年多前最后一次月经来过之后,就再也没有任何动静了。

"有男朋友吗?"为了排除怀孕的可能,我含蓄地问道。

"没有。"小群果断地回答。

"我们先做一个腹部超声吧,看看子宫和卵巢的情况。你先多喝点水,把膀胱充盈起来。"我给出了检查医嘱。

一个多小时后,小群拿着超声报告单回来了。我被第二次怔到了:子宫偏小(38 mm×35 mm×32 mm,比正常情况小了 20%),子宫内膜 2 mm,双侧卵巢未显示。

"若不看年龄,你这种情况,我会把它当成是一个老年女性的超声报告。"我有些痛惜地说道,"因为减肥,你把自己的子宫和卵巢拖进了绝经期。"

"那这是怎么发生的呢?"小群问道。

"从你的体重指数 BMI 来看,还不到 16,属于消瘦型。因为过度减肥,你的体重在短期内一下子减轻了 30 斤 (15 kg),这样会严重干扰下丘脑-垂体-卵巢轴的排卵功能,抑制促性腺激素释放激素 GnRH 的分泌,从而导致促性腺激素水平低下。卵泡得不到发育的'指令',从而不产生雌、孕激素的变化,子宫内膜也就不能有增生或脱落的交替变化,当然不会来月经了。"我说。

"那我的子宫为什么会缩小,为什么会看不到卵巢了呢?"小群开始着急了。

"长时间的低雌激素水平状态,子宫就会萎缩;而卵泡不发育,超声下就看不到卵泡的回声,卵巢的结构就不太清楚了。因此,这些图像就类似绝经后的妇女。"

"难道我会就此绝经吗?"听到这里,小群原本就大的眼睛显得更大了。

"那一般不会。绝经期的女性是因为卵巢功能衰竭,是没有卵泡可以发育。但你发生闭经的原因并不在于卵巢,而是在于管理卵巢的上级部门——下丘脑和垂体。也就是说,老年女性是'弹尽粮绝',而你原本是'仓有余粮',但因为长期没有'运粮命令'而导致'仓库年久失修'。"我用比喻来确保小群能听懂我的解释。

"可是,我该怎么治疗呢?"

"在治疗前,我们还需要抽血做下激素六项、甲状腺功能和 AMH 等指标的检测,来判断下你的激素水平和内分泌情况。如果这些检查支持我之前的推测,那目前情况下,只能依靠'缺啥补啥'的方法来补充雌、孕激素。也就是好比让你现在干涸的'土壤'用水浇灌滋润起来。希望通过治疗,能让你的子宫恢复到原来大小,之后,还能逐渐让卵巢恢复卵泡的发育。"

2

一周之后,各项化验指标都完善了,果然,小群属于低 FSH、低 LH 型,其中 LH 只有 0.5 IU/L,而 E_2 也 < 25 pmol/L,甲状腺功能和 PRL 均正常。AMH 为 3 ng/ml,说明卵泡储备状态还是正常的。

医生的话

下丘脑-垂体-卵巢功能轴是高度精密的排卵控制系统,任何一个环节出问题,均会导致排卵障碍、月经异常。

月经周期与体重的波动也密切相关,体重过重或过轻都会导致排卵功能障碍。年轻女性一定不能过度减肥,保有正常的脂肪组织对于维持月经周期,真的很重要。

"现在需要做人工周期,也就是雌、孕激素替代治疗,我们先从低剂量的雌激素补充开始,若一个疗程结束月经能来,就按这个剂量治疗一段时间后再复查。若月经还是不来,那就需要逐步增加雌激素的量,以促使子宫内膜的发育。"我说。

"那我是不是需要长期使用雌、孕激素呢?"小群问。

"治疗的目的不仅要让月经'来',还要让它'自己来'。一旦经过上面的治疗月经恢复后,你的排卵功能可能也会逐步恢复。若不能恢复排卵,我们还可以促排卵治疗。因此,激素替代治疗只是暂时性的。"

"我平时要注意什么?"

"不能再节食减肥啦! 一定要正常饮食,保证每日主食的摄入,并做到营养均衡,将体重逐渐恢复到至少 52 千克以上。A4 纸的腰固然是种美,但健康才是真正的美。"我再三告诫。

经过 3 个月的激素替代治疗,小群终于恢复了月经,而她的体重也在缓慢上升中。半年后超声复查子宫也有增大,终于可以看到两侧卵巢中有小卵泡了。相信不久以后,小群就可以停药自己来月经了。

随着互联网＋医院的快速发展，网上问诊逐渐成为了一种新的就医模式。离开了病房或诊室这个特定的医患交流环境，脱下白袍的医生似乎也走下了高高的"神坛"，与患者的沟通更像是朋友间用微信来聊天：倾听她的主诉、解答她的疑问、化解她的焦虑，最终给出恰当的治疗建议。这种情况之下，医患之间的信任是完全建立在纯粹的文字上的，虽然不能依靠面部表情和语气声调来作情绪的注解，但医生同样可以在字里行间注入情感和对患者的关怀，让诊间医疗的内涵和外延都得到充实和拓展。

患者选择网上问诊的原因主要有以下三种：①有急迫的就医需求，但一时无法线下就诊；②已在其他医院做了相应的检查，但想进一步听取诊治建议；③对所患的疾病已"知其然"，但想进一步"知其所以然"。而我还常常遇到第四种情况，那就是因曾经的一次网上解答而赢得了患者的信任，那么之后一旦她遇到其他妇产科问题，则会继续来咨询。于是这便形成了一种从"网友"到"朋友"式的跨越。

第一次触网

我清楚地记得与程旻结识的日子。那是 2 年前一个晚上,也是我首次开通网上问诊的第一天。晚上快 10 点了,手机短信的提示音让我发现平台上有一个问诊请求。点开一看,文字虽然简炼,但把主要病史都说清楚了。

1

"高医生好,我现年 50 岁,有过两次功血刮宫史,分别是十年和一年前,每次都因为月经量过大,出现严重贫血,最低时血红蛋白只有 55 g/L,当时还出现了晕厥和休克。病理报告都是良性的,术后用过达英-35 和黄体酮。这个月我又出现了经量增多、经期延长的情况,超声提示'子宫内膜增厚达 18 mm,内回声不均匀',医生让我第三次刮宫,可我实在害怕。我自己有达英-35,已自行吃了三天,目前出血已经止住了,我想咨询下我下一步该怎么办? 网上约不上号了,我能明天下午看您的门诊吗?"

经过进一步的问询,我了解到她前两次的诊刮病理报告都是:"子宫内膜简单型增生过长",属于更年期异常子宫出血的一种良性病理表现,为长期或一段时间内无排卵或排卵不规则导致的子宫内膜增生所致。虽然对于 40 岁以上的女性,在治疗上不建议常规使用口服避孕药,但患者已经自行服用几天,且止血效果好,那么就可以短期内继续把这一个疗程的药用完。在肯定了她目前的疗效后,我给她一些安慰,并约好了第二天来专家门诊就诊。

2

第二天下午,如约出现在诊室里的程旻面色有些苍白。可以想象,连续的月经量增多让她还处于贫血状态,她的表情显得紧张而局促。

检查发现她目前出血已经完全止住,血红蛋白 95 g/L,翻看之前的外院病史就诊记录,也同她描述的一致。

"高医生,您不知道,我实在是害怕再刮宫。前几天其他医院的医生告诉我子宫内膜太厚需要刮宫,有的医生建议我索性把子宫切除。可上一次急诊做诊刮术后因贫血晕倒的经历让我对再进手术室感到万分恐惧,而且我现在家人都不在身边,若要手术也没人照顾,下一步有没有保守治疗方法?"

我能理解程旻的心情以及对于治疗方法的顾虑,安慰道:"别急,现在血止住了,是好现象。下一步先按要求把达英-35 逐渐减量,直到吃满维持量,然后停药。停药后几天内月经会来,从来的第 5 天起口服孕激素治疗 20 天，之后随访超声根据内膜情况选择用药疗程。"我尽量用沉稳的语气来解释病情，并告知了初步的治疗计划。她的面部表情开始松弛下来，不住地点头："好的好的，高医生，我听你的。"

3

之后的三个月内，程旻总是会在复诊之前在网上留言，向我汇报她的用药及月经情况，听取我的治疗建议和注意事项。当我提醒她用药要严格按照规定时间和剂量时，她就把她的"服药时间表"发给我看，上面清楚地记录着每天的用药时间和用量，哪天停药的，哪天来月经的，以及经量、颜色、持续时间，并用不同的色块标记，真是一目了然。

经过三个月的保守治疗，程旻的经量得到了有效的控制，贫血也逐步纠正了，我把复诊那一天定在了她月经第 5 天的时候，让她先做一个阴超，因为这时候了解子宫内膜情况最合适。很快，她拿着超声报告单回来，怯怯地问我："高医生，我还需要刮宫吗？"

"超声提示子宫内膜恢复到了 5 mm，回声均匀。"看到报告单上的这一行字，我解除了她要接受诊刮术的预警。

我看到这三个多月来程旻第一次露出了舒展的笑容。

4

之后的一年多时间里，程旻每过 3～6 个月就会来复诊一次，其间若有月经的延迟或经量的变化，她会及时在平台上跟我留言，我便会抽空予以答复，有时还会提前提醒她用药的时间和注意事项。一来二去，我们成了"朋友"。

她会告诉我她的一些真实的感受，作为一位离异多年的中年女性，唯一的儿子在国外留学多年，需要她的经济资助，年迈的双亲需要她给予生活的照顾。"我不能倒啊，我常常对自己说，"程旻轻声地说道，"因此，一旦身体上出现问题，我就会非常害怕和担忧。幸好认识了你，能够理解我，帮我制定更适合我的治疗方法。我清晰地记得我第一次网上求助时的情况，你及时的反馈、亲切的交流让我感到了温暖和踏实，当时的感受就是在泥潭深陷中紧紧抓住了一只援助的手"。

医生的话

更年期异常子宫出血往往与无排卵性的月经有关，在病理上可出现良性子宫内膜增生症、不典型增生，甚至癌变。诊刮或宫腔镜下刮宫是非常常用和有效的方法，可用于疾病的诊断或用药后的疗效随访。

对于多次刮宫均提示没有病理进展的简单型子宫内膜增生，可以倾听患者的想法，结合病史和个体情况酌情制定"个性化"的治疗方案。

无奈的放弃

这4个多月来,我的情绪也伴随着晓晴的孕事而发生着起伏。

1

去年秋末的一天晚上,我收到了一条问诊信息。

"医生您好,我今年38岁,有个8岁的女儿,一直想再生一个宝宝。2年前因为胚胎停育流产,半年前又生化妊娠一次。现在停经6周,前几天出现见红,三天前在医院做了B超,医生说是宫内看到一个小液区,但没有见到卵黄囊。间隔两天帮我抽了两次血,查HCG从9 000到2.1万,孕酮一直在46左右。今晚开始,我的阴道出血量开始增多了,颜色也变鲜红,有点像月经第三四天的量,我想知道,我会流产吗?我能保胎吗?"

"你目前有腹痛或小腹坠胀吗?"我问道。

"没有腹痛,但是偶尔会有小腹下坠的感觉。"

在仔细地阅读了她上传的超声报告单和两次血检查报告后,我又对她平时的月经周期以及首次查尿妊娠试验阳性的时间进行了询问,给了她回复。

"宫内妊娠的诊断依赖B超,停经6周左右以看到卵黄囊为诊断依据。你是三天前做的超声,时间上还没有到6周,可能当时会看不到。从两次抽血结果来看,HCG有倍增现象,虽然孕酮值偏低,但并没有下降。所以,你宫内妊娠的可能大,且胚胎在发育过程中,目前属于先兆流产,可以保胎治疗。"

"是吗?那太好了,那该怎么保胎呢?"晓晴回复得很快。

"你现在孕酮值偏低,且有活动性出血,所以可以先用地屈孕酮口服。可以先按一天三次,每次一片的剂量。"我回复道,"但如果出血进一步增多,或有腹痛,则一定要及时就诊,排除流产可能造成的大出血或宫外孕等其他与妊娠相关的疾病。若出血好转,5天后再复查一次B超。"

"好的,谢谢医生。我不在上海,我可以在当地医院检查,然后把后续的报告再发给您看吗?我这几天应该注意什么呢?因为之前两次流产,所以我很担心这一次还是会如此。我为什么会出现这种情况?"晓晴说出了她的担忧。

"如果真的发生不可避免流产,根本原因可能还是'种子'的问题,毕竟你已经38岁,因为染色体的原因造成流产的概率是比较高的,这是一种自然淘汰。你目前使用孕酮作为'外力',

放松心态、好好休息就是做好"内应",这样'里应外合'就是最好的保胎方式。因为心情和情绪的影响也会干扰保胎效果。"

"谢谢高医生,我明白了。我会依照您的关照去做的。"晓晴用一个笑脸和玫瑰花的表情结束了我们第一次的交流。

2

大约十天后的深夜,晓晴又发来了一条问诊。

"高医生好,我最近一次超声看到了胚芽和宝宝的心跳,但是超声说我的宫腔内有一个血块。依照您的医嘱用了地屈孕酮后,原本出血也减少了,这几天我除了吃饭和上厕所都一直躺在床上,可是刚才上厕所时发现掉出一块像半个手掌一样大的血块,会是宝宝流出来了吗? 要去急诊吗? 可我先生出差不在家,就我和女儿两个人,我该怎么办?"隔着手机屏,我也能感觉到晓晴的焦虑和不安。

晓晴上传的超声单上写着"宫腔内见胚芽长 12 mm,见原始心管搏动,胚囊旁见混合回声区,最大前后径 46 mm×40 mm×38 mm,内未见明显血流信号。提示:早孕,宫腔内积血可能"。

"晓晴你好,我也一直在惦记你的情况呢,现在还是没有腹痛吧,阴道出血情况如何?"我就像一个朋友似地问询道,"你能把那血块拍照发给我吗?"

"我没有腹痛,排出血块后出血也没有增多,现在没有阴道流血。您稍等,我拍照发给您。"

在"遥控"下,我查看了那块血块,并指导她用放水漂浮的方法排除了血块内混有绒毛的可能。"这应该还是一块积血块,你目前没有腹痛,出血也没有增多,可以继续在家观察,但若有变化,还是需要急诊。"考虑到她当时的家里情况,我给出了建议。

"好的,那超声说的宫腔里的积血块是怎么回事,会影响宝宝吗?"刚刚松了一口气的晓晴还是有担忧。

"这是发生先兆流产时胚胎的绒毛发生出血,血液有的流出来了,而有的没有,积在了子宫壁之间形成血块。如果

医生的话

对于一些胎儿非致死性的畸形,虽然从医生的角度来讲,觉得完全可以通过医疗技术来改变或改善这些组织脏器的形态和功能,但对于一个家庭来说,要勇敢接受和沉着应对这种局面却有着更多、更现实的顾虑和矛盾。

没有进一步增大,可以保胎成功;但如果出血越来越多,附着在子宫壁上的绒毛就会发生大范围的剥离而导致流产不可避免。"我如实相告,但同时也给予安慰,"不过从你的情况来看,两次超声随访宝宝都在生长,所以情况还是挺乐观的。"

"哦,那我放心些了。我会继续观察的,谢谢!"

3

接下去的几周内,晓晴会不时地把她的最新情况告诉我。

"高医生,我这周一直在家休息,出血不明显了,就是有些早孕反应,这应该是好现象吧?"

"高医生,我今天上了半天班,又有一些出血。超声说宫腔内的积血块有增大,但宝宝的生长没有受影响,也没有腹痛。"

"高医生,我今天拿到外周血无创 DNA 检测报告了,宝宝的染色体没问题!已经有半个月没有明显出血了,我好开心。"

······

我为晓晴的执着而感动,不时帮她分析担忧的问题,分享着她孕育新生命的喜悦。

4

就在我以为晓晴终于可以安心等待预产期到来的时候,春节前的一天,沉寂了快三周的她突然又给我发了一条问诊。

"高医生您好,很久不联系您了,我从上个月开始情况有所好转,不用卧床了,但是一周前超声大排畸时查出宝宝有唇腭裂可能。我非常想留下这个孩子,我和他一路走来不容易,他的顽强生命力让我感动。而我老公非常排斥,让我尽快引产,我感觉很无助,想听听您的建议。"虽然晓晴的语气表面上显得很平静,但是我可以感受到她的心痛和不舍,以及努力顽强的母性。

我反复读了两遍,一时竟然找不到合适的文字来安慰她。"这的确是两难的选择,但我同意和赞成你的决定。因为不是很严重的畸形,而且目前的医疗技术完全可以通过修补来矫正唇腭裂。不过,在最终决定前你可以再给自己和宝宝一次机会,可以做个 MRI 再明确下。"

晓晴接受了我的建议,连续两周没有再联系我,看来,他们选择了生下这个宝宝,我心里这么想。

可是,之后的一天,晓晴给我发来了一条留言:"高医生好,上周我已经做了引产,虽然MRI 排除了腭裂,提示只是唇裂。但是我老公连做唇裂整形术也不能接受,说这种畸形会对孩子将来造成极大的影响和伤害。最终我只能选择放弃,虽然我是多么的不舍······不过,我还是要谢谢你。谢谢你在我最需要的时候帮助了我。"

我被这条留言怔住了,这意想不到的结局让我感慨不已、唏嘘不已。

竟然想轻生

屈指算来,在短短的 10 个月之内,安然围绕着她两次的怀孕已经发起了 7 次网上问诊。

第一次,那是在去年夏天的一个周末。

1

"医生你好。我末次月经是 28 天前,2 周前同房过一次,当天就吃了紧急避孕药。今天发现验孕棒是弱阳性。我想知道我这是怀孕了吗? 听说吃了紧急避孕药会增加宫外孕的危险。我有可能是宫外孕吗?"

"你用了紧急避孕药后还有没有再同房过? 有没有采取避孕措施?"我问。

"之后还有过一次,没有避孕。因为我想用过了紧急避孕药,后面就安全了。"安然回复。

"紧急避孕药作为一种事后的弥补措施,只能保护这一次。之后若还有同房,必须落实其他可靠的避孕方法。你这次尿妊娠试验弱阳性,很有可能就是避孕失败了。但目前还不能确定妊娠在宫内还是宫外,需要后续检查才能明确。错误使用紧急避孕药会增加异位妊娠的风险,但发生率并不是很高。所以,你也不必过分担心。"

"那如果是宫内,这个孩子我能要吗? 是不是吃避孕药失败的,会对孩子造成畸形?"

"紧急避孕药是通过干扰受精卵着床而起到避孕作用的。但有临床观察到若紧急避孕药失败导致的意外怀孕,生下来的孩子畸形的发生率并不增加。"

"那什么情况下会诊断为宫外孕?"安然继续问道。

"如果在宫内该看到卵黄囊的时间却看不到,但一侧附件区有低回声或混合回声占位,结合血 HCG 的情况,医生就会考虑是异位妊娠,最后确诊还需要在腹腔镜下。但有一种情况在超声下就能确诊,那就是在宫外看到了卵黄囊或胚芽。"

2

接下去的两天,安然并没有跟我联系。直到 2 周后的一天晚上,她又发来了信息。

"高医生,我今天下午在医院做了阴超,看到了宫内卵黄囊,但是我想做人流。请问,对于子宫内膜很薄的人,做人流术会加剧这种情况,导致以后的不孕吗?"

我很诧异,既然知道多次人流会加剧子宫内膜的损伤造成不孕,她怎么就会轻易放弃呢?

于是我回复道:"你需要慎重考虑,人流术的远期并发症就是不孕,会导致宫腔粘连、子宫内膜损伤等。你之前刮宫过吗?"

"我5年前做过一次人流,最近3年都在备孕却一直没有成功。曾经检查过,医生说我子宫内膜很薄,在月经前也只有6.8 mm,会不容易怀孕。这一次不知怎么回事竟然有了,却不能要,我觉得是老天跟我开了一个大玩笑。"

"既然有继发不孕的病史,又存在子宫内膜薄的现象,那现在好不容易怀孕了,更应该留下呀。"我回复。

"我刚和前任分手就发现怀孕了,他是一个不愿承担责任的人,所有我不想要这个孩子。"安然回复得很快,"我们好了3年,原本说好是一旦怀孕就去结婚的。但最近的一些事让我觉得他不是我可以托付终身的人,我不能靠这个孩子来维系我们的感情,这样孩子出生后我和孩子都不会幸福。所以,我只能选择放弃。"

"这对你的身体而言,是种伤害,而且会增加以后的不孕风险。"我说。

"我知道,所以我想听听你的建议。我也很怕这次人流术后会怀不上,我该如何把风险降到最低?"

"如果你已经明确决定放弃了,那唯一能做的尽量减少手术并发症的办法,就是找正规的医院、找经验丰富的医生做手术。另外,术后要注意休息,并且一定要做好防护措施,杜绝再次意外妊娠。"既然安然的人流术不可避免,这是我能给出的仅有的两条建议。

3

一个半月后,安然发来了第三条问诊信息。

"高医生,我人流术后45天了,月经一直没有来,今天小肚子痛了一天,就像大姨妈要来的样子,而且现在越来越痛了,怎么办?"

"是否是一阵一阵的痛,却没有一点阴道出血? 有发烧吗?"我问。

"没有发烧,肚子是阵痛,没有一点出血。"

"首先要排除下人流术后的宫颈管粘连。这样的话会引

医生的话

虽然我跟安然没有见过一次面,但是在问诊平台上建立起来的信任让她说出了自己的心里话,使我能够了解她的顾虑与需求,为她提出恰当的诊疗建议。

育龄期的女性需要落实可靠的避孕方式来避免非意愿的妊娠。女性有生育自由,但更要重视生育安全。

起经血引流不畅,导致宫腔积血,腹痛也会是这种样子。你可以到医院急诊做个超声看看子宫内膜的情况。"

几个小时后,安然发来了一张超声报告的图片:子宫内膜 7 mm,并没有提示宫腔积液。

"医生给我开了黄体酮,我要吃吗?"

"宫腔内没有积血,排除宫颈管粘连导致的腹痛。可以先喝点红糖姜水试试,看能否减轻。可以先不忙着吃黄体酮,我估计你可能这几天月经就会来,不妨再观察 2 天。"我说。

"我这种腹痛会是子宫内膜炎么?"安然问。

"你白带没有异味吧? 那不像。有问题及时跟我联系。"我说。

第二天一早,安然给我留言:刚才上完厕所发现擦纸上有一点点咖啡色的黏液,会是什么情况?

"有点血性分泌物就能基本排除宫颈管粘连,慢慢地,今天经血流下来,腹痛就可以得到缓解。"我回复道。

到了晚上,我收到了安然的最新留言:"高医生你说对了,我下午月经正式来了,我的肚子不痛了。可是这次经期前的内膜只有 7 mm,而以前到过 8~9 mm,这是不是说明我的内膜更薄了?"

"人流术后来第一次月经可能会引起短时间的腹痛,经血通畅后腹痛缓解就问题不大。因为刚刮过宫,不能就此判断内膜变薄了,可以在下次月经前一周左右再复查下。目前只要观察本次月经的经量和持续时间,若经量略多或略少于平时,均属正常范围。经期若能在 7~8 天干净就没问题。再次强调,一定到落实避孕措施哦。"我给出了忠告。

4

五个月后,安然告诉我她怀孕了,目前的感情稳定,她准备结婚生下这个孩子。之后她一旦在产科检查时发现什么问题,都会在第一时间来问我,包括轻度贫血、妊娠期轻度肝损等,每次跟她解释完,她都会如释重负地发来一个微笑的表情。

直到有一天,她给我发来的一条消息让我吓了一跳:"高医生,我有轻生的念头。"

"怎么回事?"我在第一时间回复道。

"我的焦虑症复发了,无法出门。现在因为新冠疫情的发生,我每次出门都极度痛苦,心悸、心慌,甚至觉得无法呼吸。晚上也失眠严重,甚至有了轻生的想法。现在孕期能不能用药,不然我实在熬不过去了。"

"你孕前看过心理医生吗? 用过什么药?"我问。

"怀孕前一个月第一次去看心理医生,吃了两周的富马酸喹硫平片。当时因为症状不严重,所以就停药了。怀孕之后就没有再吃过。但是最近发现很严重了,我甚至不敢去医院做产科检查。不知道我这种情况能否顺利生下孩子?"

"产前、产后的心理问题很常见。我们也碰到过一些需要通过药物来控制病情直至顺利分娩的。为了你自己和宝宝的健康,不要逃避可能存在的疾病,跟产科医生和心理科医生坦诚告知你的情况，让专业的医生帮你制定一个最佳的治疗方案。"我鼓励道："遵医嘱服药和心理治疗，自己正视它，并依靠家庭的支持，一定能战胜。"

最近一次安然在网上联系我，是她怀孕5个月的时候，她告诉我她已经开始用上了治疗精神问题的药物，目前情况稳定了。外周血无创DNA检查和超声大排畸，宝宝的情况都很好。

我为她感到高兴，预祝她今后的孕育之路充满阳光。

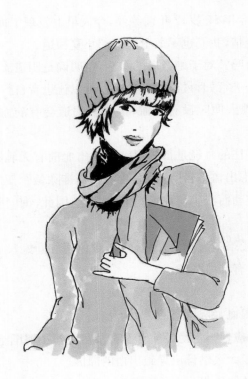

网友见面会

第一次在网上回复小夏是在今年春节期间,因为新冠疫情的突然出现,打乱了所有人的生活节奏和工作状态,应运而生的互联网+医疗服务则被越来越多的人所接受。当有异常的症状或对疾病产生困惑时,利用网上问诊便能及时得到专业的指导。

1

"高医生你好,我妈妈今年52岁,2年前绝经,今天早上发现下面有出血,还有一些肚子酸胀,会是什么问题? 因为疫情,我们也不敢上医院。"小夏写道。

"会是痔疮或小便出血吗?"对于绝经后的女性,在明确是阴道流血前先要排除来自于肛门或尿道的出血,在没有办法进行妇科检查来鉴别时,可以让患者自行来初步判断。

"应该是来自阴道。她大便时没有出血,小便时阴道会有滴血,小便颜色是清的。"小夏回答。

"出血的量和颜色跟以往的月经是否相似? 这次出血前有无乳腺的胀痛? 是否吃过含有激素的药物或补品?"若考虑出血来自阴道,绝经期还要排除是否使用了激素补充治疗。而乳腺也会随着雌、孕激素的波动而产生自我感觉上的变化,因此,询问乳腺的情况也可以推测出血前是否存在激素的波动。

"现在量不多,就像月经第一天刚要来的样子,颜色暗红。她没有吃过什么药或补品。她说她也奇怪,前两周怎么会有乳腺胀痛。"

"现在还有胀痛吗?"

"没有了,今早发现有出血,她说这种感觉就没有了。"

"她最近一年做过妇科检查吗? 绝经前有没有刮宫史?"了解围绝经期的月经情况,以及近一年的妇科检查结果也可以大致估计出导致出血的原因。

小夏把半年前她妈妈的体检报告发给了我,宫颈抹片正常,超声提示子宫有个小肌瘤,子宫内膜3 mm。进一步询问病史了解到,小夏的妈妈在50岁时月经还是比较规律,因为家中有老人生病忙于照顾,所以月经突然就停止了。一年前曾经有过一次出血,当时做了诊刮+取环,病理报告也没有提示异常。据此,我给出了我的推测。

"从体检报告上看,宫颈和子宫内膜都没有问题。虽然绝经已经2年,但结合乳腺胀痛的情况,首先考虑可能是闭锁的卵泡又发育了,也就是说可能是个别被'雪藏'的卵泡发生了'复苏',产生了激素的波动,从而造成子宫内膜增生和脱落,就像一次月经。"

"哦,那如果是这样的话,问题就不大,是吗?我妈她吓坏了,因为绝经后阴道出血多半是肿瘤,因为疫情又害怕去医院,更害怕不去医院会耽误病情。那接下来,我们该怎么办?"小夏发来了一个捂脸的表情。

"因为近期都做过妇科检查了,一年前的诊刮报告也没有异常,所以我觉得恶性肿瘤的可能性不大。若现在不想上医院来检查,可以在家观察,若出血量跟以前的月经差不过,一周内就干净了,那更推测是一次'迟来'的月经,可以在疫情稳定后到医院再做个妇科检查排除下病变。若出血量多或持续时间长,那就需要及时来诊。"

"哦,好的,明白。"小夏把我说的话再归纳总结了一番,让我确认她的理解正确后,突然话锋一转:"高医生,我今年30岁,例假刚结束一周,刚上厕所时发现白带里有一点血丝,会是什么问题?"

"你以往有类似情况吗?从时间上看,像是排卵期出血。若量不多,你可以观察下,若2周左右月经如期来了,经量和经期都跟平时一样,那就是排卵期出血。不过,可以在经期第5~6天的时候做个超声看看内膜情况,排除下子宫内膜息肉。"我回答。

"好的,有情况我随时向您汇报!"小夏用一个笑脸结束了当天的交流。

2

几天后,我收到了小夏的留言:"高医生,那天晚上我妈阴道出血多了一些,肚子就不胀了,之后几天就跟以前的月经一样,5天全部干净了。看来,就是您分析的那样,是一次'迟来'的月经。我们会继续观察的,有问题再联系您哦。"

一个月后,有问题再联系我的不是因为她妈妈,而是小夏自己。

"高医生,我连续2个月月经干净后一周会白带里有血丝,平时可以不用护垫,只是在小便擦纸上看到。上周到附

医生的话

有异常的症状未必就是疾病。需要结合年龄、病史、近期的相关检查等来进行综合分析和鉴别诊断。作为患者既需要提高警惕,但也不必过分焦虑。

医患之间的沟通,也可以是轻松平和的。当医生除了在诊室看病,还能通过文字跟患者"聊"病时,医生获得的也是一种职业的满足感。

近的医院做了超声和宫颈抹片,还有激素六项,医生说都没有问题,那么我的问题在哪里?"

我看了小夏上传的相关检查报告,果然子宫内膜、宫颈抹片都正常,只是抽血查激素六项的时间不是在经期 2~3 天,而是在排卵前几天。

"目前可以暂时不处理,继续观察下。因为抽血的时间不太合适,所以看不出卵巢的储备状态和排卵功能。"我说。

"那会是什么原因导致的呢?"

"最大可能还是排卵功能紊乱,引起激素波动导致子宫内膜不规则脱落。是功能性的,问题不大。"

"我还需要做什么检查吗? 我是一个能把一件事想到植物神经紊乱的人。一有血丝就乱想,心情也变得会糟糕。"发这段话时,小夏添加了两个哭泣的表情。

"你不必过度焦虑,从宫颈和超声检查都排除了常见的妇科器质性病变。可以在下次月经第 2~3 天时再复查激素六项。若还是如此,可以尝试用下避孕药。"

"我比较胖,怀孕前有好几年月经不好,要么不来,要么'滴滴答答'不走。后来是内分泌中医调理了几个月正常后顺利怀孕的。现在孩子 2 岁了,月经一直很好,就是这两个月出现了异常,所以去网上看看,结果越看越害怕。"

"考虑是功能性的问题,就无需害怕。推荐一本我新近出版的妇科科普书吧——《听懂话,看好病:妇科医生对你说》,可以了解下女性生理和各种常见疾病,对你可能会有所帮助。"在结束答复前,我向小夏推荐了这本书。

"那我现在有血丝也不用担心,该干嘛就干嘛,如果下个月还是如此,就例假第 2~3 天复查下激素对吗?"

"对,目前先不管它。若持续出血超过一周,或来的月经不正常,再就诊。"我肯定了她归纳的"中心思想"。

"哎,医生,你出一本怎么能让自己的心态好起来的书吧!"小夏发出了一个调皮的笑脸表情。

"这本书就是的呢,看了以后你就不会那么担心啦。知其然还要知其所以然,掌握自己身体的秘密,就不会乱害怕啦。"我也回复了一个微笑的表情。

"嗯,我一定认真看完!"

"期待分享你的读后感哦!"当医患关系转化为作者和读者关系时,彼此的感受和互动对我而言也是一种全新的体验。

3

几天后,我在网上新增的书评中看到了这么一段文字:"拿到书后忍不住拜读,一个下午,意犹未尽,期待第二本佳作。初识高医生是源于妈妈'卵泡复苏'(高医生的形容),印象深刻。书中的就诊案例里,似乎看到了自己的影子。除了专业知识被普及外,搞笑的内心独白让我哈哈大笑。我想,我才不要去找高医生(除了怀孕外,找高医生都没好事啊),但我又想去见见真人,并签个名,就这么纠结。是本好书,我会再买几本送给闺蜜,以及刚满 14 岁的侄女。"我突然猜到,这应该就是小夏的读后感。

一周后,小夏又来网上咨询了。"高医生,我今天例假第 6 天,去做了个超声,内膜有 8 mm,比上次做的增加了 1 mm,要紧吗? 我网上搜索了下,这个时间的内膜应该是 5 mm,我是不是太厚了?"

"虽然有点厚,但并没有提示不均匀,所以问题不大。"我回复。

"自从有异常子宫出血后,我每次上厕所都担心白带又有血丝,或担心例假不能准时来,来了之后又不能按时走。各种烦忧和猜测,加上今天拿到超声单又提示 8 mm 的内膜,又开始手冷、心慌,于是就来找你……"小夏加了一个大哭的表情。

"血性白带和经期延长首先要排除器质性病变,而你的这些检查都已经大致排除。因此,目前首先考虑还是功能失调性的,或者有宫颈炎性病变可能。况且这些都可以治疗,你又何惧之有?!"我宽慰道,"所以建议你下次带着你的问题来我们医院检查一次,当然可以带上书来签名。"

"哈哈,太讨厌了。竟然被你知道了我那想签名的书评。希望每年去见你不是为了书签名,就是每年例行的妇科检查。我还把每次你跟我解释的话都记在了书里,做好了标签。"小夏打开了话匣子,"这本书中的内容让我感同身受,我还把它推荐给我的好朋友和同事们。能认识你真好,如果出第二本书一定要告诉我!"

"好的,如果我写第二本书,一定把你写进去。没意见吧?"我说。

"当然可以! 那现在这种情况,除了观察我还能做什么吗?"小夏问道。

"我记得你之前说你比较胖,体重和身高分别是多少?"我问。

"嗯,身高 165 cm,体重嘛,是个谜……"

"那你就先控制体重,把体重减少 5%～10%,这个对恢复正常排卵也是很有效果的。"我说。

"好,我就先听你的,不纠结、不乱猜了。控制体重、放松心态、继续观察。若再有问题,我就带着书来找你。咦,我怎么有种网友见面会的感觉呢? 高医生,你说我到时是否要带一本杂志或一朵花来作为我们见面的暗号?"小夏发来一个调皮的表情。

"可以呀,拿着书就可以。不过,说不定我到时一眼就能认出你!"我愉快地回复到。

我也期待着有这么一天,一位胖胖的、表情疏朗的姑娘,拿着我的书出现在诊室里,调皮地笑着对我说:高医生你好,我是小夏……

医生，是你吗

1

"医生你好，我现在怀孕 12 周，孕 2 个月时超声发现左侧卵巢囊肿直径 5 cm，2 周前出现腹痛并伴有呕吐，附近医院急诊怀疑是囊肿蒂扭转，当时超声提示卵巢囊肿长到了直径 6.5 cm。经过一周的住院观察，没有再出现腹痛，查了 CA125 等肿瘤标记物都正常。今天复查超声囊肿还是直径 6.5 cm。我该怎么办？是否需要现在就手术？"

马莉发来的现病史简明扼要，为了进一步掌握相关病史，我展开了一些提问，了解到这是马莉的第二个宝宝，4 年前顺产过一胎，之前曾经有过痛经，顺产后就缓解了。每年的妇科检查都没有发现过卵巢囊肿，最近一次体检是半年前，这次囊肿是首次发现。上传的超声报告单显示：宫内早孕，左侧附件区无回声区 65 mm×62 mm×60 mm，囊壁光滑、形态规则、边界清晰，内未见分隔。

"本次怀孕是自然受孕吗？有没有促排卵治疗过？"我问。

"是自然受孕，怀孕前没有用过药。"

"腹痛发作时有无发热或阴道出血？是怎么诱发的？又是怎么缓解的？"

"没有发热或出血。就是我早上起床时突然引起的，到医院躺一会儿后就自己好了。"马莉回复道。

"从超声报告的描写来看，囊肿为单房，囊壁光滑，且形态规则，没有进一步明显增大，肿瘤标记物也在正常范围，以前也没有囊肿的病史，所以从这些情况来看，考虑与妊娠相关的囊肿——黄体囊肿可能大。"我写道。

2

"黄体囊肿？这个要紧吗？下一步我该怎么办？要手术吗？"马莉一下子连发了四个问题。

"是良性的功能性的囊肿，也就是说一般会在怀孕 3 个月后缩小或消失。所以，目前可以暂时观察，不做手术，定期复查。"

"那我之前的腹痛是怎么回事呢？怎么避免再次腹痛？"马莉问。

"之前可能是不完全的卵巢囊肿蒂扭转，与你突然改变体位有关。因为是不完全扭转，所以可以自行复位从而腹痛也就缓解了。但是如果是完全性蒂扭转，或扭转时间长没有及时复位造成卵巢血管缺血坏死,就需要急诊手术。所以,在卵巢囊肿没有缩小或消失前,应尽量避免快速地变化体位。"

"可是如果过段时间复查,囊肿还是在,该怎么办?"

"如果随访期间囊肿明显增大,或者出现内部回声的异常,或者有其他指标提示有交界性或恶性的可能,则需要手术。如果只是没有缩小,到孕 4 个月还在,可以考虑做个MRI。"我说。

"怀孕了还做 MRI!?!?"马莉用两对"!?"来表达她强烈的异议。

"是的,孕期做 MRI 是安全的,尤其是孕 4 个月后!!MRI 不是放射线!!"我也用 2 对"!"来表达我的强调。

"啊! 那做 MRI 的作用是什么呢?"马莉掩盖不住惊讶。

"对于判断囊肿的良恶性,MRI 比超声更明确,诊断意义更大。"我说。

"那假设 MRI 结果是良性的,囊肿会缩小吗? 还是有可能一直这么大?"

"如果考虑是良性的,孕期尽量不手术。如果是黄体囊肿,是会缩小的。估计你的这种情况会在 2 周后缩小。"我解释道。

"但是万一最后要手术,手术最佳时间是在孕 15~18 周吗? 手术是全麻还是半身麻醉?"马莉还是担心会手术。

"最佳手术时间是在孕 14~16 周,这时胎盘功能已经形成,胎儿生长对卵巢黄体分泌激素的依赖已经不存在;手术创伤诱发流产的可能也比较低。所以对于宝宝来说相对比较安全。若选择腹腔镜手术,需要全麻;若是开腹,则可用硬膜外麻醉。"

"那手术风险大吗? 我的意思是会影响胎儿吗?"

"虽然选择这个时间段做手术相对安全,但毕竟麻醉、用药,或手术本身的刺激均会对胎儿造成一定影响。所以要慎重。"我说。

3

"医生,现在跟我对话的是你本人吗?"马莉猛然发了这么一段。

医生的话

　　妊娠期的卵巢囊肿并不少见,若之前没有相关病史,在妊娠期才出现的单房、囊壁光滑、边界清晰的囊肿,应首先考虑是生理性的黄体囊肿,先予保守治疗,避免不必要的手术对母胎造成危害。

　　卵巢囊肿会有囊肿扭转、破裂等并发症,一旦出现急腹痛,需要及时就诊。

"如假包换！"我快速回复了。

马莉发来了三个大笑的表情。

"我建议你两周后再做个超声，然后判断下，一般 3 个半月的黄体囊肿会明显缩小。"我再次关照。

3 周之后，马莉来门诊就诊，超声提示左侧卵巢囊肿已经缩小到了直径 3 cm。"高医生，这样的话，应该就是黄体囊肿了吧，应该就不需要手术了吧？"

"是的，既然能缩小，就说明没有问题。这下安心吧，祝你好孕！"我送上了对她的祝福。

跟谁捉迷藏

1

"医生在吗?"

一天中午,31 岁的小婕发来了一个问诊请求。

紧跟着是她的病史描述:"我已生育一个孩子,2 周前查血 HCG 60 IU/L,疑似宫外孕住院,第二天血指标下降到 42 IU/L,并刮宫后出院。刮宫报告提示:'蜕膜样组织,未见绒毛'。医生让我每周抽血查 HCG,一周前下降到 16 IU/L。但今天复诊时发现 HCG 上升到了 28 IU/L。但超声检查宫内和宫外都没有找到孕囊。请问,我到底是生化妊娠还是宫外孕?"

小婕还同时上传了她的出院小结,她因停经 55 天,不规则阴道出血 1 天入院,当时超声提示子宫偏大,子宫内膜增厚为 30 mm,内回声不均匀,宫内未见明显孕囊回声。双侧附件区未见明显异常。没有贫血。

本次超声报告为:宫内膜 4 mm,双侧附件区未见明显异常,未见异常血流信号。

根据病史分析,小婕有停经、不规则阴道出血史,同时血 HCG 轻度增高,因伴有子宫内膜增厚而行诊刮术,但术后病理诊断没有见到绒毛而只有蜕膜样组织,因此也就没有明确的宫内妊娠的依据,只能说明子宫内膜受到了妊娠相关激素的影响而发生了变化。简单地说,就是怀孕过了,但可能不是在宫内,或已经发生了流产。刮宫术后血 HCG 短暂下降后又上升,说明体内的妊娠因素并没有解除。因此,问题来了,到底是在哪里妊娠了呢?

"你平时月经准吗?"我问。为了进一步收集线索作出判断,需要了解病史。

"不太准,一般是 30~40 多天来一次。"

"现在还有阴道出血吗? 有没有腹痛过? 或阴道出血比较多的情况?"

"现在只有少量的褐色分泌物。没有腹痛过,停经后也没有出血多过。"小婕回复。

"从今天的超声上看,目前没有明确异位妊娠的依据。一般这种情况,生化妊娠、宫内妊娠流产或异位妊娠都有可能。但是你之前停经后没有明显的腹痛和阴道出血,所以已发生流产的可能不大。若是生化妊娠,一般也应该是 HCG 持续下降而不是增高。所以,这种情况下,还是首先考虑是异位妊娠。"我觉得自己就像一个福尔摩斯那样在分析案情。

"那我下一步该怎么办? 我们这里的医生说如果下周还高,就让我再住院。"小婕说道。

"虽然目前 HCG 有波动，但高出正常值不多。所以可以继续观察，一周后再抽血复查。异位妊娠也有一种类型是流产型的，在 HCG 不高的情况下，可以采用期待治疗，也就是先不出手、静观其变。"我给出了建议。

"那如果一周后复查数值又高了，会怎么治疗？我听说要打化疗药，我需要这么做吗？"小婕表现出了担忧。

"若一周后 HCG 又持续上升，则考虑部分滋养细胞有活性，可以先口服米非司酮，看能否降低 HCG。"我说。

"我请问下，既然怀疑是宫外孕，为什么当时要做诊刮？"

"你当时有 HCG 增高，超声提示子宫内膜厚约 30 mm，远远高于正常值，所以医生会首先考虑通过诊刮来排除宫内妊娠。这好比是在捉迷藏，如果这颗'妊娠的种子'不在宫腔内，则更要怀疑是在宫外了。"

2

一周之后，小婕又发来一条消息："高医生，我 3 天前复查 HCG 没有下降，所以我们这里的医生就给我吃了 3 天的米非司酮。但是今天复查数值又上升到了 48 IU/L，我该怎么办？"

"有腹痛和阴道出血吗？米非司酮是昨天才停的吗？"我问。

"没有出血，但是有一点小腹隐隐坠胀。药刚停。"

"才停药一天，药效还没有显现，可以再等一周。今天的超声结果如何？"

"医生说，子宫内膜厚 5 mm，双侧附件区跟之前没有变化。医生，我宫外孕的可能大吗？听说宫外孕一旦破裂会有生命危险，我该怎么预防？"

"从目前的表现来看，异位妊娠的可能更大了，但是超声没有看到附件区有异常回声，若是如此，直接做腹腔镜检查手术指征不强。你在做好定期复查的同时，避免剧烈运动，并注意症状的自我观察。"

虽然小婕和我都非常期盼着她的 HCG 值能冲高回落，但是事与愿违，一周后复查 HCG 升高到了 90 IU/L。而这个

医生的话

我的老师曾经告诉我，异位妊娠好比是孙悟空，既调皮又多变，有时很难在第一时间发现它。对于一些不典型的异位妊娠，往往需要动态观察、综合判断。

在一些非急症状态下，包块不大、HCG 不高的异位妊娠可以尝试保守治疗，包括药物治疗和保守性手术治疗。

"躲猫猫"的"种子"在超声科医生的火眼金睛下终于暴露了藏身之处——右卵巢内侧方见一个不均匀低回声区 25 mm×16 mm，形态欠规则，边界欠清，见点状血流信号。

"高医生，我这种情况是否能诊断为宫外孕？"小婕问道。

"是的，临床诊断高度怀疑是右侧输卵管妊娠。你现在有什么症状吗？"我询问道。

"我的床位医生说我可能是卵巢妊娠，这样的话保守治疗效果不是很好，建议我腹腔镜手术。但是我想尽量保守治疗，不知是否可行？"

"真正的卵巢妊娠非常罕见，发生率占异位妊娠的不足 3%。最有可能的还是输卵管妊娠。在临床表现上两者极为相似，在超声下无法区分，必须通过腹腔镜来诊断，甚至有时腹腔镜下也未必'眼见为实'，而是要最后在显微镜下由病理科医生来明确。"我解释道，"目前你附件区的肿块直径小于 3 cm，血 HCG 也远远小于 2 000 IU/L，也没有盆腔内出血，所以可以先尝试保守治疗。"

"要做腹腔镜手术明确吗？"小婕问。

"从病史和临床各项检查来看，肿块不大、血 HCG 也不高，可以不做腹腔镜手术，而直接尝试肌肉注射 MTX。不过，因为这原本是种化疗药，所以使用前医生需要明确各项常规检查都正常，且没有用药禁忌证。另外，用药前后还会配合使用解毒剂四氢叶酸来减轻副作用。"

"那如果我这种保守治疗还是没有效果怎么办？"

"如果保守治疗无效，那就需要结合 HCG 和肿块的大小，并结合你的生育要求来决定手术方式，包括腹腔镜下输卵管切除术，或输卵管切开取胚术等保守性手术。"

3

2 周之后，小婕告诉我，在使用了一次 MTX 后，她不断"逆势上扬"的 HCG 终于踏入了"下行通道"，医生终于把这个顽固的"躲猫猫"的种子给"控制"住了。

我想再等等

因为有时无法预约到近期的门诊号，有些心急的患者往往会提前通过网上问诊来先寻求医疗帮助。阿甄就属于这种类型。

1

"高医生好，我没有预约到您这周的门诊，所以先来问诊下。"阿甄简短地开头后，详细地描述了自己的病情。

原来今年 43 岁的她，4 年前曾经在腹腔镜下行双侧卵巢内膜样囊肿（巧克力囊肿，简称"巧囊"）剥除术，术后使用 GnRH 治疗 3 个月后采用口服避孕药治疗了半年。之后定期随访，3 年前发现卵巢囊肿复发，问诊当天的超声提示：双侧卵巢囊肿，透声差，内见细密点状回声，其中左侧卵巢囊肿约 5 cm，右侧卵巢囊肿约 3 cm。CA125 等肿瘤标记物正常。3 个月前抽血查 FSH 28 IU/L。曾经人流和剖宫产各一次，还做过甲状腺腺瘤和乳腺腺瘤的手术。

"现在有什么症状吗？比如说痛经或月经改变？"我问。

"都没有。手术前是有痛经的，但手术后就不痛了，就是偶尔有小腹酸胀。月经基本上都准时的，就是近半年来周期有缩短，原来是 28 天的，现在每个月都会提前 1 周左右。"阿甄回复。

"当时手术有什么特殊情况吗？"

"手术医生说我盆腔里粘连得一塌糊涂，说我复发的可能性很大。可是没想到，现在囊肿一下子又这么大了。有医生跟我说需要尽快手术，但是我害怕开了之后又再复发。我经历的大小手术太多了，实在害怕不停地做手术。"

"从 FSH 已经超过 20 IU/L 来看，你的卵巢功能有明显减退，但是与年龄和有卵巢囊肿手术史相符。"我回复道："从各项肿瘤标记物指标上看，都在正常范围，这是好现象。但是，最好能再做个 MRI 进一步明确是否是良性囊肿可能性大，毕竟血肿瘤指标和超声有局限性。"

"卵巢功能减退该怎么治疗？我可不想早绝经啊。"阿甄说。

"其实不要纠结卵巢功能的减退，这是个必然的过程。若目前月经基本规律，就不必担忧，毕竟没有到绝经的程度，也没有再生育的要求。况且，从另外一个角度来讲，卵巢功能减退对于控制巧囊增大可能还是有利的呢。"

"哦哦，好的。我预约到了您下周的门诊，到时请您帮我检查下。"

2

一周后阿甄如期复诊,妇科检查发现两侧附件区均有边界不清的囊块,左侧直径约为 6 cm,右侧直径约为 4 cm,张力不太高,与子宫关系密切,没有压痛。做了 MRI,结果为:左侧附件区良性内膜样囊肿,合并输卵管积水可能;右侧卵巢囊性灶,良性可能。复查 FSH 为 39 IU/L。

综合了这些检查和报告,我告诉阿甄:"MRI 与超声检查结果相一致,除了内膜异位症还有明显的盆腔粘连,包括输卵管积水,因而导致包块比较大,但是其中的巧囊部分并没有超过直径 4 cm。这与之前手术医生说内异症粘连很厉害是相符的。卵巢功能接近衰竭,可能短期内会慢慢步入围绝经期。这些对于内异症而言,是个好消息,因为绝经后巧囊会缩小。"

"那也就是说目前没有恶性的依据,可以暂时不手术了,是吗?"阿甄问道。

"是的,因为你本人对手术有顾虑,而目前囊肿没有恶变的依据,又提示进入了围绝经期,所以可以暂时观察,定期随访。若随访期间囊肿进一步增大,或肿瘤标记物增高,或有明显的症状,那就需要手术。为了避免以后的再次复发,结合你的年龄,可以考虑做根治术,行全子宫+双侧附件切除。"我说。

"那我现在有时会有潮热、心烦的感觉,会不会就是更年期症状,是否可以补雌激素?"对于可以暂缓手术,阿甄显得非常开心,于是关心起更年期生活质量了。

"不建议你现在使用雌激素。因为内异症是激素依赖性疾病,一旦补充了雌激素,可能会刺激卵巢囊肿的生长。"我说。

"那我这个月经还没有来,怎么办? 难道不是用雌激素吗?"

"如果月经超过以往的周期比较长的时间,超声发现子宫内膜增厚,可以使用孕激素,让内膜转化脱落来一次月经。不是使用雌激素。"

"好的,我明白了。我就定期随访超声和肿瘤标记物,若有病情变化就需要手术。若一切稳定,就允许再等等。是这样的吧?"

"理解正确!"我给予了肯定的答复。

医生的话

子宫内膜异位症的治疗需要结合患者的年龄、症状、体征、病变范围和生育要求等采用个体化治疗。

对于围绝经期内异症者,若各项检查没有恶变依据,可以暂时继续观察。若手术指征明确,对于年龄较大的复发者,可以采用根治性的手术方法。

婚前的困惑

网上问诊需要患者把病情尽可能简明扼要、详略得当地描述清楚,有时患者词不达意、重点不突出,会浪费有效的问诊时间。灵灵却是其中一个表述条理非常清楚的患者。

1

"高医生您好,我刚刚拿到公司的体检报告,您能帮我看下吗?我有如下问题,想请教您。①以前从未查过 HPV,今天看到高危 68 阳性,我很害怕,这个指标严重吗?可以转阴吗?②要服用什么药物进行治疗吗?③隔多久再进行复查较好呢?④TCT 不能明确意义,是什么问题?"

四个问题之外,灵灵又上传了她的体检报告。HPV 除了 68 亚型阳性,其他均为阴性;TCT(细胞抹片)报告为:非典型鳞状上皮细胞——不能明确意义。

我进一步了解到,35 岁的灵灵平时的白带并无异常,几年前曾经交往过一个男朋友,从来没有做过妇科检查。与未婚夫已经同居了一年,准备近期结婚。

针对她的四个提问,我进行了逐一回答。

"答①:HPV 病毒分为高危型、低危型两大类,其中与宫颈癌密切相关的是 14 种高危型,虽然 68 亚型属于高危型,但不是致病性强的。一般 HPV 在有性生活的女性中感染率很普遍,但大都会在 1~2 年内自然清除,只有复发性、持续性的 HPV 才会导致宫颈癌。因为你是首次发现,是近期感染还是持续性感染,还需要进一步随访。"

"答②:因为是病毒感染,所以目前还没有特效药,主要还是依靠自身的免疫力。若合并阴道炎症,可以使用一些治疗炎症的阴道栓剂,阴道炎症治愈后也有利于病毒的清除。"

"答③、④:TCT 提示非典型鳞状上皮细胞—不能明确意义,有几种可能,一是炎症性改变;二是 HPV 感染;三是可能有宫颈病变。你可能属于第一或第二种情况。所以需要 3~6 个月后再复查下 TCT。若没有好转,需要做一个阴道镜。"

2

"那我未婚夫要去检查吗?我们还可以有性生活吗?"灵灵问道。

"男性取分泌物做 HPV 检查存在较多的假阴性,所以一般不推荐对方去做检测。可以有性生活,但建议全程使用避孕套。在确保性生活的稳定和安全的前提下,做到生活起居规律,增加自身免疫力,均有利于清除病毒。"

"我们已准备结婚备孕了,那如果 HPV 一直没有转阴,能怀孕吗?会对孩子不好吗?"

"即使 HPV 没有转阴,只要 TCT/LCT 正常,或阴道镜排除了病变,就可以怀孕。HPV 不会造成母婴传播。"我说。

"医生……我想问下,"灵灵迟疑了一下,终于下决心说出了她心里的困惑,"我和我未婚夫都没有其他的性伴侣,这是从哪里传染来的呢?还有,我们有时会采用其他的性生活方式,这些都会影响病毒清除吗?"

"性生活是最主要的传播途径。目前你们都是对方唯一的性伴侣,这样的话再次感染其他病毒亚型的可能性就不大了。所以,可以不必纠结于最初病毒从哪里来,只要确保不再感染新的病毒就好。采用其他方式的性生活,可能会导致阴道、宫颈黏膜的损伤,或阴道内环境菌群失调,均不利于病毒的清除,所以建议尽量避免。"我给出了建议。

"好的,我明白了。那我想做一个婚前检查和孕前检查,您建议做哪些项目呢?"灵灵又提出了新的问题。

"婚前检查,建议做一些性传播疾病的筛查,这样对彼此都是一种负责。孕前检查,结合你的年龄已经超过 35 岁,建议加一些了解生育能力的检查,如 AMH 和激素六项,以及优生优育检查如 TORCH 等,包含弓形虫、风疹病毒、巨细胞病毒、单纯疱疹病毒的抗体检测,可以指导备孕时间,避开急性感染期。"

医生的话

对于已经有 HPV 感染的女性来说,不必纠结于感染的起源,而应重视感染后的定期随访。"病毒检测、细胞抹片、阴道镜"这三项常用的检查手段,是临床医生和病理科医生联手驾驭对抗宫颈疾病的三驾马车。

新婚夫妻要重视婚前检查和孕前检查,有利于及时发现问题,对因处理。

好孕从何来

二胎政策放开后,一家四口成了不少女性追求的家庭目标,瑞平就是其中之一。2 年前她怀上了第二胎,可是在怀孕 3 个月时超声发现胎儿胸腹腔积液,并逐渐增多,在孕 18 周发现了全身水肿,并发生了宫内死胎。引产后半年孕前检查,发现单纯疱疹病毒感染,之后连续 3 个月随访单纯疱疹 IgM 指标持续增高,从可疑范围升高到了阳性范围。备孕的她,觉得压力重重,于是发起了网上问诊。

1

"高医生好,我最后一次是 2 个月前测的单纯疱疹病毒,是阳性,现在很有压力,怕再次怀上一个畸形的胎儿。"瑞平问。

"当时引产后胎儿做了病理检查吗?"我问。

"没有,当时医生建议我们做的,但是我先生没有同意。后来咨询了产前诊断的医生,说可能就是宫内感染导致的畸形,我现在想想其实蛮后悔的。"瑞平说。

"的确,对于不明原因的宫内死胎,做下病理检查、染色体或基因检测可以明确发生的原因、找寻根源,对于优生优育,预防出生缺陷都是有利的。"

"那我下一步该怎么办呢?"

"单纯疱疹病毒感染有致畸作用,它的危险性在于宫内急性感染,你目前检测到的是 IgM 抗体,说明是急性感染或近期感染,等过段时间转阴而产生 IgG 抗体就可以备孕了。这样的话,再次妊娠就安全了,所以不必太担心。也就是说,推测你前次是孕期病毒感染导致了胎儿畸形,下次妊娠一般不会再发生了。"

"那我是否要等转阴了再备孕呢?"

"一般间隔 3 个月就可以复查,你下个月查一下,若 IgM 转阴后就可以放心怀孕。"我说。

"我需要配合吃什么辅助药吗?"

"这主要还是靠自身的免疫力,比吃药更有效。你先生查过吗?"我问。

"他之前跟我一起查过的,他查出来也有这个病毒阳性。"瑞平回答。

"这个病毒可以通过性生活传播,所以你们双方都需要监测随访。同时加强营养、适当锻炼,补充多种维生素,相信 IgM 很快就可以转阴了。"我给瑞平以信心。

2

半年后的一天,瑞平又发来一条问诊:"高医生您好,4 个月前我们复查 IgM 已经转阴了。我现在停经 48 天,今天超声已经看到宫内胚芽伴有心跳。我这次早孕反应很明显,之前生女儿的时候啥反应都没有,而上次畸形引产的那胎早孕反应跟这次一样,我会不会又怀上一个畸形儿啊?"

"早孕反应跟性别、跟是否畸形均没有直接关系,所以可以置之不理哦。"我说。

"嗯,是呀,我老公也说我是'神经过敏'了。"瑞平继续说道,"还有一件事,也一直困扰我。我从网上了解到母胎血型不合也会导致胎儿水肿,我会不会也是这种情况?"

"你和你先生的血型分别是哪种?"我问。

"他是 AB 型,我是 A 型。都是 RH(+)。之前查过也没有特殊抗体。"

"ABO 血型不合导致的胎儿水肿或新生儿溶血症发生率极低,且多见于孕妇是 O 型、丈夫是其他血型的情况,宫内发生胎儿胸腹腔积液也不会那么早,所以你当时的情况不考虑是母胎血型不合导致的。"

"明白了,跟您这么一聊,不管是现状还是顾虑,我都不再担心了,顺其自然,见招拆招,尽力就好,真心感谢您。"瑞平写道。

"是的,顺其自然、顺应自然、及时发现、对因处置,才是好孕最好的保证。"我回复道,既是归纳,也是告诫。

医生的话

对于有不良孕产史的夫妇来说,接受可行的检测方法来尽可能明确发生的原因,避免"重蹈覆辙",是非常有必要的。这些检查包括:病理学检查、染色体或基因检测等。

由于过往的不良孕产史会对患者的心理造成伤害,因此,对于医生来说在提供医疗建议的同时,还需要注意她们"心病"的治疗。

好孕来自先进的孕前、产前诊断技术,以及患者良好的心态和依从性。

私处的"赘物"

芝诺有个 12 岁的女儿,平时都是小朋友自己洗澡的,可是有一天晚上女儿说自己在洗澡时发现外阴"长出来一块东西"。芝诺一看,不由吓了一跳,赶紧拍了两张会阴部的照片上网问诊了。

1

"高医生您好,刚发现女儿的外阴小阴唇色深,并且下垂到了外阴的外面。她平时也没有什么不舒服,偶尔会痒,请问这是怎么回事,需要马上到医院治疗吗?"

我打开照片一看,小朋友的外阴已经开始发育,阴毛虽然稀疏,但也有了"倒三角"型的女性阴毛分布。阴阜和大阴唇的皮肤还没有明显色素沉着,大阴唇发育还不够完善,而大阴唇内侧的小阴唇已经发育得很不错,色素明显沉着,但没有被大阴唇所遮盖。因此,芝诺女儿所说的"长出来一块东西"就是发育好的小阴唇。

"小朋友来月经了吗?"我问。

"来了 2 个月了。"芝诺回答。

"这是她在发育过程中的一个正常现象,"我说道,"这不是异常的组织,而是小阴唇。你看下她两侧小阴唇是对称的吗?"

"我刚才看了下,两侧基本对称,但是右侧小阴唇末端略大些,颜色也比较深。小女孩子是不是应该粉红色的? 这不是疾病吧?"

"每个人的外阴形态不可能完全一样,色素加深、形状略大,或不完全对称都属于正常现象。况且她还在发育中。"我解释道。

"小阴唇露在外面会不会有卫生的隐患? 或摩擦后产生性快感?"作为女孩子妈妈的芝诺还是很紧张。

"平时可以避免穿过于紧身的裤子,不要引导她去体会这种感觉。一般没有性经验的孩子不会有这种体会。她这种小阴唇的表现,在一些成年女性中也不少见,所以不必担心。"

"嗯,是的。是我在担心,没有跟她进一步说起。但是,孩子有时自己会觉察到外阴有瘙痒或有外阴下垂的形态异样,我该怎么跟她解释?"芝诺问。

"你可以跟她说,平时大小便后要注意擦纸的卫生,勤换内裤,不要久坐,要适当多喝水。如果有轻微的瘙痒,可以跟妈妈说,清洗外阴就可以,若一般洗液坐浴后没有改善,可以到医院做检查。外阴的发育是正常现象,可以不用过度关注。"
我说。

2

"哪种情况下,女孩子需要到医院来检查?"

"有外阴的明显瘙痒,白带脓性、量多,或者有外阴的肿块,或不规则出血,这些都需要家长们留意,早些到医院检查明确诊断。女孩子的外阴阴道炎一般与不良卫生习惯有关,但是如果受到了侵害、阴道内有异物,或者密切生活接触的家人中有生殖道炎症,也会发生交叉感染。因此,家长不仅要留意女儿的变化,也要把基本的常识告诉孩子,让她也能自我保护、自我观察。"

"我在网上查了,说这种外阴阴唇不对称,需要做手术整形,这个可以相信吗?"芝诺问。

"等她发育成熟后再看,虽说有人做外阴阴唇整形术,但也是根据不同年龄、不同需求人而言的。你女儿目前的这种情况完全没有必要做。"我给出了明确的答复。

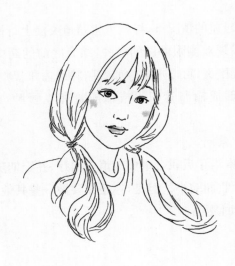

医生的话

妈妈们要关心女儿的成长,在留意她们身体变化的同时,也要具备基本的判别正常生理现象和异常病理状态的常识。做到:心中有数、遇事不慌。

竟然缩小了

1

"医生你好,我两个月前有过一次腹痛伴发烧,最高体温到 39 ℃,在附近医院诊断为盆腔炎,用抗生素治疗了一周。昨天在医院超声检查,发现有两侧附件囊肿,直径都在 5～7 cm,我们这里的医生让我做手术,我想听听你的意见。"

通过询问病史我了解到,32 岁的蔡蔡当初是在一次取环术后不久便同房了,几天后出现了明显的白带增多、呈脓性,因为工作比较忙也没有顾得上及时上医院就诊,结果出现了下腹坠痛,伴有发热至 39 ℃。经过抗炎治疗后体温正常、症状缓解。这次超声提示:双侧附件混合占位,左侧直径 5 cm,右侧直径 7 cm 左右,伴少量的盆腔积液。

"你现在还有腹痛或其他症状吗?月经是否规则?"我问。

"一直有小腹隐隐坠胀,伴有腰酸。月经周期是准的,但是经期延长了几天。"

"这次发病前,有没有发现过卵巢囊肿?平时有没有痛经?"为了鉴别囊肿可能的来源和性质,了解之前的病史也是重要的一个环节。

"没有痛经,以前每年体检也没有发现过有囊肿。高医生,这两个囊肿会是什么原因造成的?"

"你宫腔手术后不久就同房,在抵抗力较差的情况下,导致下生殖道炎症上行性感染,引起了急性盆腔炎。现在是治疗后的两个月,发现双侧附件区的囊肿,结合之前的病史,首先还是考虑是炎性包块,比如说输卵管炎或卵巢周围炎,可以形成输卵管脓肿或输卵管卵巢脓肿。如果经过抗炎治疗,脓肿逐步被吸收,就会形成输卵管积水或输卵管卵巢囊肿,或者包裹性积液。"

"那这么大的肿块需要马上手术吗?"蔡蔡问。

"如果首先考虑是炎性包块,一般抗生素治疗后联合中成药消炎治疗,并定期随访,暂时不考虑手术。部分炎性包块,脓液可以逐渐吸收而缩小。但是,你还需要做一些其他的检查来支持这个诊断。包括肿瘤标记物和 MRI。"我回复道。

2

在我的建议下,蔡蔡把上述检查都做了,两周之后报告有了回复。MRI 提示双侧附件炎症,伴卵巢周围包裹性积液。肿瘤标记物中除了CA125偏高,达到105 U/mL外,其他都正常。

"炎症也会导致CA125增高,目前MRI也支持炎性包块的诊断,那我们就继续观察。你可以使用消炎散结的中成药,一个月后再复查下超声。"我给出了治疗建议。

一个多月后,蔡蔡告诉我,超声提示双侧附件囊肿已经有所缩小,其中左侧为42 mm×40 mm×38 mm,右侧输卵管积液可能,范围为52 mm×30 mm×22 mm。CA125也下降到了35 U/mL以下。

"高医生,我这种情况应该不用再手术了吧?"蔡蔡问道。

"的确,如果囊肿不断缩小,症状得到缓解,就可以不做手术。你现在腹胀和腰酸的感觉还明显吗? 月经经期如何?"我问。

"腹胀好多了,劳累后会有腰酸,不过都能忍受。月经经期与正常的时候差不多了。"

"你目前并不是说就警报解除了。急性盆腔炎后常常容易迁延成盆腔炎后遗症,也就是俗称的慢性盆腔炎。你的腰酸等就是慢性盆腔痛的一种表现。一旦身体局部或全身的防御能力减弱,都有可能造成盆腔炎反复发作。一旦炎性包块增大,伴有明显症状,或反复发作,还是需要手术治疗。"我说。

"那我平时应该注意什么呢?"

"平时要注意性生活卫生,不能过于劳累。有阴道炎等下生殖道炎症,一定要及时治疗,避免上行性感染。"

3

又过了半年,蔡蔡告诉我,超声检查提示双侧附件区的囊肿又明显缩小了,分别只有直径2~3 cm大小了。虽然她的慢性盆腔痛还时有发作,但暂时"逃过一刀"的她已经觉得很庆幸了。

"我一定记住您交代我的几个注意点,劳逸结合、定期随访、注意卫生、预防复发。"

医生的话

盆腔炎包括子宫内膜炎、输卵管炎、输卵管卵巢炎和盆腔腹膜炎,其中以输卵管炎最常见,在性生活活跃的生育期女性中最多见。

急性盆腔炎在治疗上以抗生素治疗为主,做到剂量要足、疗程要够、抗菌谱要广。对于盆腔炎后遗症,必要时可以通过手术治疗。

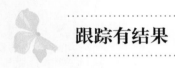

跟踪有结果

余阿婆今年 60 岁了,绝经 7 年的她,每年都会在女儿的陪同下去医院定期做体检。2 前的一次妇科超声检查,让她女儿成了问诊者中的一员。

1

当时余阿婆的女儿是这样描述她母亲的病史的:这次体检超声说子宫内膜增厚 5 mm,不均匀。医生说要做宫腔镜检查,但我妈妈有慢性高血压和糖尿病,她本人也很害怕做手术,想问问医生是否可以先采用观察的方法。

在病史询问中我了解到,余阿婆绝经后没有接受过激素补充治疗,也没有吃保健品的习惯,平时没有阴道出血或分泌物增多的现象。绝经前有次因检查发现子宫内膜增厚做过一次刮宫,病理报告为子宫内膜息肉。之后每年的妇科超声检查都没有问题,一年前超声提示内膜厚 4 mm。

"一般我们把绝经后子宫内膜 4 mm 作为一个分界点。4 mm 以下发生子宫内膜病变的可能性很小,超过 4 mm,则相关风险增大。你母亲虽然只有 5 mm,但超声提示回声不均匀,所以最好还是能做一个宫腔镜检查来进一步明确。"我说。

"可是她对于要进一步检查,有很大的顾虑,如果我们说服不了她,是否可以先观察下?"余阿婆的女儿再次提出了她们的要求。

有时对于一些创伤性的检查或手术,患者会因各种心态产生抵触或逃避的反应,医生需尽可能把必要性解释清楚,但如果患者实在不能依从,在病情允许的范围内,医生可以给出其他完善检查的方法来供患者选择。

因此,我建议道:"如果你母亲仍不愿做宫腔镜,则建议密切超声随访或做一个 MRI 来进一步明确子宫内膜的情况。"

2

一周后,MRI 报告提示:子宫内膜小息肉,建议随访。

"高医生,我听说子宫内膜息肉大部分都是良性的,我们是否可以暂时不做手术了? 那下一步该怎么办?"余阿婆的女儿问。

"虽然子宫内膜息肉的发生率很高,在绝经前女性中发生恶变的可能很少,但是对于绝经后女性来说,还是要高度重视的。所以,你们可以继续观察,每3～6个月做个超声。但一旦出现阴道出血或分泌物增多,一定要及时就诊。"

就在一个多月前的一天,余阿婆的女儿来平台上告诉我,余阿婆几个月前有过一次少量的阴道血性分泌物,因为当时正好是疫情防控的时候,她不敢上医院检查,也没有按期复诊。有一天偶尔说起了症状,才由女儿带着去又做了一个超声,结果发现子宫内膜达到了6.5 mm,终于同意做了一个宫腔镜检查。

"高医生,这是刚拿到的病理报告:子宫内膜息肉,局部癌变。我们已经准备住院手术了,这应该算是早期吧?我妈好紧张,说这种癌做了手术,是否还会化疗?"

果然,随访跟踪的结果发现了余阿婆的早期病变。

"是的,从宫腔镜病理报告上看,病变范围应该仅限于子宫内膜息肉,病期也早,手术后预后会很好,估计不需要化疗或放疗。你们就跟她说,只要把手术做了,病就治好啦。要让她有信心来配合治疗。"我支了一招。

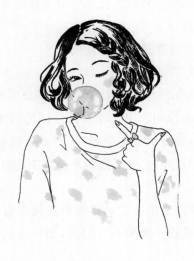

医生的话

对于绝经时间比较长的老年女性来说,要重视子宫内膜增厚,尤其是伴有绝经后阴道出血者,更需要及时做宫腔镜或诊刮来明确诊断。绝经后的子宫内膜息肉有癌变可能。

掉进同一"坑"

口服短效避孕药除了有避孕作用,还能用于一些妇科疾病的治疗,比如:排卵期出血、子宫内膜异位症、异常子宫出血等。但有时如果用药的时间或方法不对,往往会导致不规则出血,这让本来就"迷乱"的月经史,变得更加混乱不堪,有时需要医生抽丝剥茧,通过详细询问病史理出头绪,判断出什么是正常的月经、什么是异常出血。

没有了诊室就诊时间的限制,网上问诊往往可以充分地展开问询,发现真相所在。

1

"医生,我这个月月经来了三次,是怎么回事?"这是丁丁的第一条信息。

通过询问得知,35 岁的丁丁已婚育,原本月经周期比较规律,经期和经量都正常。可不知什么原因,从上个月开始,月经量有增多,持续 1 周还不干净,听小姐妹说吃避孕药可以止血,便到药房买了一盒短效口服避孕药,每天一次,每次一片。可是吃了 1 周,出血并没有完全停止,于是就把避孕药给停了。

"医生,说来也奇怪,我吃避孕药期间出血没有停,但停药 1 天后,出血倒反而停了。我刚高兴了 2 天,结果第三天月经又来了,这次的量不多,持续了 7 天也就干净了。可是,才过了不到 20 天,今天月经又来了,这次的量跟往常差不多。我该怎么办? 因为我在外地出差,看病不太方便,有什么办法可以明确原因吗?"丁丁问道。

"你平时是怎么避孕的? 这几次出血有没有排除过怀孕?"我问。

"我们夫妻分居两地,近 3 个月来没有房事。"

"你第二次出血其实不是正常月经,而是撤药性出血。"我解释道:"你口服的短效避孕药含有雌、孕激素,如果使用方法正确,可以起到止血作用。但是你自行使用的时间和剂量都不合适,所以并没有起到理想的效果。你中途停药,导致了原本受雌、孕激素影响的子宫内膜失去了药物的作用而发生了脱落,从而来了一次'假月经'。今天来的才是真正的月经。"

"那我现在应该怎么处理?"

"你目前出血量不多,可以暂时观察下。若整个出血量和持续时间跟平常一样,问题就不大。若想明确一下原因,可以在方便时到医院做进一步检查。但是,如果这次出血时间长,量明显增多,则需要及时就诊。"我说。

"好的,我自己留意下,有情况再向你咨询。"丁丁结束了当天的问诊。

2

没想到过了十天,丁丁又在平台上提问了:"高医生,我这次月经干净了 6 天,怎么又来了?"

"你上次月经是什么情况? 后来去医院看过了吗?"我问。

"十天前联系过你,当时月经还好,可是第三天变得很多,有大血块,我就到附近的医院看了。医生给我一盒避孕药,让我每 8 小时吃 1 片,连续吃三天,然后去复诊一次。我吃了一天,出血果然少了很多,第三天血就停了,也正好要出差回家,所以也没去复诊。"

"那血止后,你是怎么减量的? 现在一天吃几次?"我问。

"血止住后,我就停药了呀,已经停药 5 天了。从今天开始。月经又来了。我这个是怎么回事? 我不会是得了子宫癌吧?"丁丁焦急地问道。

"你又把药给吃错啦!!"我连续打了两个感叹号,以表示强调。

"什么,又吃错了?!"丁丁也惊呼起来。

"避孕药止血也是有减量原则的,就是血止后维持用三天,然后按减少原剂量 1/3 的标准逐步减量,直至一天 1 片的维持量。你从每天 3 片的高剂量突然停药,原本被修复的子宫内膜又遭受突然撤药,当然支撑不住又出血了。所以,你这次还是'撤药性出血'。"

"啊,我连续两次掉进了同一个'坑'里了!"丁丁简直是哭笑不得,"那高医生,我现在该怎么办?"

"你已经连续两次月经较以往有改变,建议你到医院就诊,根据盆腔超声和血液检查来明确异常子宫出血的原因,如果排除功能性的,必要时可以通过诊刮来明确诊断。"我说,同时就强调,"如果考虑是功能失调性的子宫出血,可以用雌、孕激素联合或单用孕激素治疗,但你必须严格遵照医嘱用药,千万不能第三次再掉'坑'里啦!"

医生的话

雌、孕激素类药物是妇产科医生用于治疗子宫出血的"王牌药"。但必须"用对人、用对时、用对量",否则适得其反。

用药期间,医生需要尽可能将用药注意事项告知清楚,而患者也必须严格遵照医嘱执行。

尴尬的旅途

有时，当有患者出现比较急的症状却不方便就诊时，网上问诊便是一个很好的选择，能为她们遥控提供及时的医疗帮助。小炜一年多前的这段经历，深有体会。

1

"高医生你好。我这几天一直觉得外阴有些胀痛。今天痛得厉害了，刚才自己用镜子照了下，发现右侧大阴唇肿胀，皮肤发红，有个鸽蛋样的肿块，摸上去热热的，一碰就很痛。这是什么问题，我该怎么办？"

随即，小炜上传了她拍的照片。只见整个右侧大阴唇均明显红肿，下 1/3 部位形成了一个直径 3～4 cm 的前庭大腺脓肿。

"现在有发热吗？ 有没有怕冷的感觉？"我问。

"有些怕冷，刚才量了体温，有 37.8 ℃。"

"你之前相同部位有过类似的脓肿吗？ 现在摸上去脓肿有没有软软的像熟的桃子一样的质感？"

"前几年有过一次的，当时很小，用高锰酸钾坐浴几天后也就好了。这次长得好快，才 2 天多的功夫就一下子这么大了。而且越来越痛，都不能平坐，现在摸上去还是硬硬的。"小炜回复道。

"目前属于急性感染期，需要全身使用抗生素配合局部清洁坐浴，促使脓肿成熟后切开引流排出脓液。你明天一早就上医院去就诊，今晚可以先用热水坐浴局部热敷治疗。"

"可是，我去不了医院。高医生，我和我老公是开长途汽车的，我们俩轮流开车，每天都要赶路，这两天都在高速公路上，离城市也比较远，没法中途下去看病。我们随身带着一些药，您能指导我怎么用吗？"小炜说出了她的难处和顾虑。

"前庭大腺脓肿的致病菌可能是葡萄球菌、大肠杆菌或淋球菌等，最好能做脓液的细菌培养，然后根据药物敏感试验选用合适的抗生素。但是你目前没有这个医疗条件，那就只能先选用抗菌谱广一些的抗生素了。你有头孢类的抗生素和甲硝唑片吗？ 有百多邦软膏吗"我问。

"我只有头孢拉定，还有甲硝唑片和百多邦软膏。"

"那就把这两种抗生素都先口服上，同时用高锰酸钾稀释液温热水坐浴，一天两次，然后外

涂软膏。另外，一定不能久坐，一定要躺下休息。等过 2～3
天脓肿变软成熟后，可以到医院做切开引流术。"我说。

2

三天后，小炜回复："高医生，用了抗生素后体温正常了，
肿块也没有这么胀痛了。还没有到医院，刚才脓肿就自己破
了，流出了黄色的脓液，其中还有一些血丝，这要紧吗？"

"脓肿摸上去缩小明显吗？触痛好些了吗？"我问。

"有缩小，触痛好多了，就是需要挤一下脓液才会不断流
出来。"

"因为是自行破裂的，所以一般破口比较小，会导致脓液
引流不通畅。因为你就医不方便，就继续按之前的方法治
疗，每天继续高锰酸钾坐浴，再口服 2 天的抗生素。"我给出了
应对"尴尬旅途"的医疗建议。

"那我以后该怎么治疗？我一直要跑长途，我想早点根
除这个隐患。"小炜说。

"首先要注意预防，因为你的工作性质常常处于久坐状
态，劳累等因素都容易诱发前庭大腺脓肿的形成。所以必须
要重视外阴的清洁。若反复发作形成了前庭大腺囊肿，可以
做囊肿造口术。"我回答。

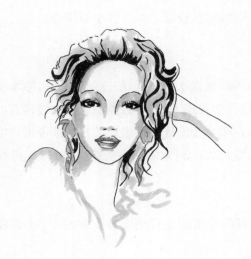

医生的话

前庭大腺能分泌黏
液，对阴道起到润滑作
用，当遭受到细菌入侵后
可形成化脓性炎症，导致
腺管口堵塞，脓液积聚而
形成脓肿。

急性期需要使用广
谱抗生素＋局部坐浴，促
使脓肿成熟后切开引流
治疗。预防脓肿复发也
同样重要。

产后的变化

女性在产后会碰到一些问题,比如分不清是月经复潮还是恶露未尽的阴道出血,比如哺乳期的阴道干涩、白带增多,比如月经来了不知道还能不能喂奶……这种情况是看产科还是妇科?于是产妇们索性选择了网上问诊来答疑解惑。

1

27 岁的小茹两个月前刚刚顺产一个宝宝,因为第二产程出现了胎心变慢,所以为了快速娩出胎儿,助产士做了会阴侧切术,切口是皮内缝合。产后 2 个月来,小茹一直在坚持哺乳。

"医生,我现在是坐着喂奶的,宝宝吃得慢,所以一坐就是一个小时,觉得侧切伤口痛,自己摸上去也觉得外阴表面硬硬的。这会是伤口愈合不好吗?"

"有没有触痛或波动感?产后到现在有没有缩小些?"我问。

"摸上去不痛,就是坐着时间长就会痛。硬硬的感觉跟伤口方向是一致的,没有变化。"

"若无明显压痛和波动感,伤口局部发硬,可能是缝线瘢痕增生反应,慢慢随着肠线吸收,这种感觉会好转的。你可以在喂奶时在臀部下方放一个软垫子,或重心偏右侧以减轻局部压迫不适。"我建议。

"好的,那我试试。另外,我恶露在产后 50 天左右才干净。前两天跟老公试着同房,觉得阴道很干,而且有点痛。昨天开始白带也有点发黄绿色,请问,这是炎症吗,需要到医院检查吗?因为现在是新冠疫情期间,我想尽量不去医院,我该怎么办?"小茹问道。

"你产后月经还没有来过吧?"我问。

"对的,还没有。"

"因为目前是哺乳期闭经状态,所以体内雌激素水平很低,阴道黏膜萎缩,原本应该起到防御作用的乳酸杆菌不足,容易引起其他病原体生长或入侵,导致类似老年女性常有的萎缩性阴道炎。从而使阴道干涩、同房困难或不适,白带也会出现炎性表现。"我继续说道,"鉴于目前的情况,你可以先尝试用洗液热水清洁坐浴,既可以改善外阴阴道炎症,也可以促进伤口肠线的吸收。"

"那这种症状会持续多久?"小茹问。

"等排卵恢复、月经复潮,激素水平升高到原来的生育期女性正常水平,这些症状就会改善的。"

2

经过 1 周的坐浴治疗,小茹的症状得到了改善。可是两周之后,她突然发现告别了不到 3 周的"恶露"又来了。

"高医生,别人是 42 天内恶露就干净了,我比别人晚了十多天。50 几天时好不容易干净了,怎么现在又回来了?"小茹问。

"这次出血量如何? 跟之前正常的月经比,看看在时间、量上有什么区别?"我问。

"颜色跟月经差不多,但是量是之前月经的一半。我这样会不会要刮宫啊?"小茹很担心。

"你产后 42 天检查时恶露没有干净,医生有没有让你做过 B 超? 当时有没有问题?"

"做过的,医生说子宫腔内没有异常,当时说我是子宫复旧不良,给我配了些益母草,我吃了几天,恶露就彻底干净了。"小茹回忆道。

"那这样的话,这次出血有可能是月经。因为之前的超声排除了宫内残留等因素,所以应该不是恶露。"

"那我怎么区分呢?"

"你可以观察下接下去几天的出血情况,如果 7~8 天就逐渐干净了,那就是月经。若持续不干净,或者突然量很多,就需要就诊。"

3

果然,一周后,小茹告诉我出血在第 6 天就干净了。"看来真的是月经来了,不是说哺乳期月经会延迟来的吗? 我这样是不是乳汁质量就不好了?"

"一般来说,产后哺乳月经复潮的时间会是在 6 个月后,但是每个人不同,有的人可能恢复月经的时间更早。这对乳汁的质量没有影响,你可以继续安心哺乳。不过,必须强调的是,需要落实可靠的避孕措施,比如说避孕套,不然发生意外妊娠会比较被动哦。"对于新手妈妈,我给出了"安全"提示。

医生的话

无论是阴道分娩还是剖宫产,产后的一系列变化有的是生理性的,有的是病理性的。需要先了解它,才能应对它。

产后无论是否月经恢复,只要有性生活,必须落实避孕措施。因为一般恢复排卵在前,月经复潮在后。

第三章

从『朋友』到『闺蜜』——朋友圈里的故事

　　做医生久了，求医问药的朋友便也多了起来。起初只是限于亲戚、同学或邻居的一级朋友圈，渐渐地，朋友的朋友、朋友的朋友的朋友等二、三级朋友圈也多了起来。其中，有的可能就仅有几次的交集，但有的却演变成了闺蜜。

　　无论是几级的朋友圈，因为都建立在充分信任的基础上，所以彼此沟通起来更直接、更坦率。患者也不用揣测医生有无真假意图，医生便可以更多地站在患者的角度为她提出诊疗建议，制定最适合她的治疗方案。

　　因此，每当诊室里有患者问我："高医生，如果我是你朋友，你觉得我应该采用哪种治疗方案?"那一刻，我只想对她说，那就先看看我是怎么对待我这些朋友的吧。

适可而后治

我和小涵成为闺蜜已经快 15 年了,当年她是我一个朋友的同事,因为就诊而结识。当时她因 HPV16(＋),阴道镜检查 CIN Ⅲ 级住进了我分管的床位。

1

"高医生,我想好了,我要把子宫切除了。"小涵见到我的第一句话就是冷静而干脆的。

"可是你的宫颈病变只是局限性的 CIN Ⅲ 级,况且你才 32 岁,还没有生育,完全不必要切除子宫,采用 LEEP(宫颈电锥切)手术切除部分宫颈就可以了。"我不赞成她的决定,想进一步跟她把疾病的性质和治疗方法解释清楚。

"不,我原本就是丁克,我跟我先生都决定不生孩子了。"小涵还是很坚决,"我上网查过了,CIN Ⅲ 级再发展下去就是宫颈癌了,而 LEEP 手术也不一定能成功,到时再切除子宫,我不是要吃两遍苦吗? 还增加了治疗风险。"

接下去尽管我再三解释,建议她采纳合适的治疗方法,可小涵似乎都不为所动。当天晚上,正好是我值班,于是我就让小涵来到办公室进行了进一步的谈话。

从谈话中我了解到,小涵有肿瘤家族史,所以她特别害怕自己也会罹患肿瘤,但凡有一点不适,她就会"穷追不舍",去医院做一系列的检查;但凡有一些问题,她就会抱着"宁可错杀一千,也不放过一个"的理念,选择"最为积极"的治疗。

"宫颈癌并没有遗传的证据,与你亲属罹患的肿瘤都没有直接关系。况且你现在的宫颈问题属于癌前病变,完全可以通过 LEEP 手术来诊断和治疗。如果 LEEP 术后病理报告提示没有升级,切缘也干净了,这个疾病的治疗就成功了,以后只要定期随访就可以了。如果 LEEP 术后病理报告提示有升级,再行全子宫切除术也来得及,而且术前明确诊断对手术范围的确定也有指导意义。"我解释道。

"LEEP 能把病变范围都切干净吗? 以后随访不需要频繁做阴道镜吗? 随访会漏诊吗?"小涵接连抛出三个问题。

"除非病变范围非常广泛,对于早期病变,LEEP 大部分都能切干净。以后的随访也要结合 TCT/LCT 和 HPV 的情况,如果有需要再做阴道镜检查。有这三大'武器',想要漏诊也难。"

听了这些话,小涵紧蹙的眉头舒展开来了,"好的,我听明白了,我明天把决定告诉你。"

第二天早查房时,小涵微笑着对我说:"高医生,我听你们的,先做 LEEP。"

很快,LEEP 的病理报告出来了:CIN Ⅱ级,局部 CIN Ⅲ级,切缘无累及。与术前阴道镜诊断相一致。

2

之后的几年里,小涵会定期来门诊随访,TCT/LCT 一直正常,HPV 也逐渐从阳性转为阴性,LEEP 术后的第二年曾经做了个阴道镜检查,结果也正常。

"我的警报是否可以解除了?"小涵欣喜地问我。

"是的,基本可以解除了。以后只要常规定期随访就可以啦。"

在这 15 年里,因为朋友的关系以及看病和聊病的互动让我们成为了闺蜜,其间但凡小涵有一些妇科的不适,她总会在第一时间来问我,"要紧吗、怎么办、是不是……"成了她最为典型的追问三部曲。

有一次,她这样问我:"我这次月经过了 5 天还没有来,要紧吗,怎么办? 我是不是要提前绝经了?"

"能排除怀孕吗?"我回复道。

"能,我刚测了排卵试纸,是一条线。"

"再等上一周。"我简短地回复她。

过了 5 天,小涵发来一个笑脸表情,附带一句:"姨妈"回来了。

曾经,她一拿到体检报告,就十万火急地打我电话:"不得了了! 我这次体检发现 CA125 有 40! 我网上查了,这个增高不是卵巢癌就是消化道肿瘤。要紧吗? 怎么办? 我是不是要去做个胃镜和肠镜啊?"

"你抽血是不是在月经期呢,或者当天有些感冒?"我的语气似乎有些不以为然,因为我知道她之前的几次超声都没有提示卵巢囊肿,平时也没有痛经,所以肿瘤或子宫内膜异位症导致 CA125 增高的可能性不大。由于经期或炎症状态下,有时 CA125 也会增高,所以首先要排除这两种可能性造成的假阳性。

"嗯,让我想想。哦,对了,当天是月经第四五天的时

医生的话

CIN Ⅲ级即宫颈上皮内瘤变Ⅲ级,现在称之为宫颈高级别上皮内病变,属于宫颈癌癌前病变。对于年轻女性来说,完全可以通过 LEEP(宫颈环形电切术,又称为宫颈电锥切术)来治疗,保留生育功能。

诊疗常规中明确,不同程度的疾病对应不同的治疗方法,既不能大病小治(比如错误缩小手术范围),也不必小病大治(比如盲目扩大手术范围)。适可而"治",才是最适宜的治疗方法,这需要充分沟通后的医患配合。

候。"小涵回忆道。

"原因找到啦。你下个月在月经干净几天后再去复查一次,若还是增高,你再联系我。"

几周后小涵告诉我:"复查 CA125 已经正常啦。幸亏你跟我说了下,不然我都要吓坏了,估计连全身的 PET‐CT 也要去做一次了。"

3

以后每次当她遇到一些问题时,我都会帮她仔细分析下,于是她便会变得坦然一些。对于偶尔的经量改变、经间期少量出血或一过性的小腹疼痛,她再也不会穷追不舍一查到底了,因为她渐渐感悟到,要留意自己身体的变化,要善于捕捉疾病的信号,但不必事事草木皆"病"。

小涵曾深有感触地对我说:"平时耳濡目染你的那些'讲课内容',我也被科普到了,不仅对我自己很有用,我还会跟同事们解释,告诉她们无论是检查还是治疗都要适度。要掌握正确的健康科普知识,具备平和的心态,这样就能正确地掌握自己身体的密码。有状况出现,先自我做一下初步的判断,大致区分是生理现象还是病理因素;当身体真的出现问题时,一定要选择相信医生,相信科学。避免过度诊断和过度治疗。"

水到方渠成

蕙蕙是个二宝妈,如今的她常常会成为我的义务宣传员,用她现在的话来说那就是:生孩子的事儿,悠着点,否则欲速则不达。

回想起六年前的事儿,她常常会为自己当时的表现而感到好笑。

1

28 岁的蕙蕙是我朋友的好友。第一次见到她的时候,一身干练的装束让我觉得她是一个很干脆利落的人。

"高医生,我为啥还怀不上呢?"一开口,蕙蕙就直奔主题。

"你结婚多久了? 备孕多久了?"我问。

"结婚快半年了,也一直在备孕,但就是没有成功,我跟我老公都急死了。我们说好了,分头来做检查,尽早发现问题、尽快解决问题。"蕙蕙的语速非常快。

"你平时月经情况如何? 有没有自我监测排卵情况?"

"做了,都做了,我的月经一直很规律的,基础体温和排卵试纸也都做过的,都是好的。我上个月也做超声监测排卵了,医生说也好的。我老公也查过了,也没问题。"

"那没问题不是很好吗?"我微笑着说。

"找不到怀不上的问题,那才是大问题啊!"蕙蕙反驳道,"不是说,结婚后满一年怀不上就是不孕症吗? 我这个离规定年限也只差半年了。看到小姐妹们一结婚就有了,有的还是坐床喜,我更着急了。高医生,你说,我们会不会是免疫性不孕啊? 我听说这个很麻烦的,那我下一步该做哪些检查啊?"

"喂喂,打住、打住。谁跟你说你有那么多问题的?"我继续笑着看着蕙蕙。

"嘿嘿,我都是看书看来的,或者网上查来的。你知道吗,高医生,我越看越紧张,越想越害怕。有时做好时间表,算好日子跟老公同房,老公还很不高兴,说我怎么就像下命令似的,害得他常常发挥失常。"蕙蕙扑哧一声笑了出来,"为此,我们常常拌嘴,闹不开心。可我这是为的什么呀! 还不是想早点让他当上爸爸!"

"你丈夫没有错呀! 生命的诞生其实是一个很美好也很奇妙的过程,需要天时、地利、人和。有时医学也很难解释、预测何时会一定成功,但是有一件事是肯定的,那就是情绪和状态会影响受孕,所以你的过度紧张反而有害无利。况且,你各项检查都正常,备孕也没到一年,完全有可能会在'规定'期限内随时受孕成功。"我宽慰道。

"那我还要吃什么药、做什么检查吗?"

"实在要吃药的话,那就吃个'定心丸';做检查么,我觉得现在都暂时没有必要。放轻松,可以出去度个假,说不定不经意间,幸运之神就来敲门啦。"

2

果然,三个月后蕙蕙来报喜了:"高医生,我当上'中队长'啦!"

好事成双。当大宝刚刚学会走路时,蕙蕙又把她怀上二宝的消息告诉了我:"哈哈,真没想到,二宝来得这么轻松,果然是不经意间的成功。高医生,谢谢你的'金口',给我带来了好'孕'!"

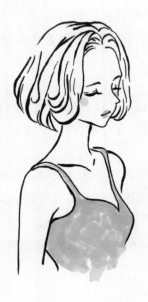

医生的话

如果说拥有爱情是可遇而不可求的人生财富,那怀孕就是可求但不能苛求的生命奇迹。

在排除基本问题后备孕,放松心态,见机行事,便能获得成功。

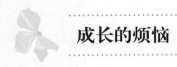

成长的烦恼

1

小云是我的初中同学,女儿九岁时,细心的她发现孩子的乳房似乎开始发育了。会不会性早熟? 于是她赶紧约了儿科医院专家门诊进行中药治疗以期减缓女儿发育的速度。经过三年的治疗,女儿的个子也长高了,原本以为会提前造访的"姨妈"也没有出现。

小云刚松了口气,突然有一天女儿问,女同学大都有了初潮,可自己为什么还没有呢?

这下,小云又开始紧张了。赶紧去书店找了本妇产科教科书来翻,"原发性闭经,有生殖道畸形可能。"这是她记得最牢的几个字。

于是,她急急忙忙地给我打来了电话:"女儿 12 岁了还没有来月经,会不会有问题? 我担心她会有生殖道畸形,不会是没有子宫的吧?"

"虽然现在小朋友们营养越来越好,初潮的年龄有些提前,但是 12 岁还没来是很正常的呀! 她的乳腺不是已经开始发育了吗? 月经会来的,你可以再等等。"

可是无论我怎么解释,小云还是不放心。"不行,我这样等下去会焦虑的,周五下午她放学早,我带她来做个超声。"

周五下午,小云带着女儿过来了,小姑娘已经长到 162 cm 了,既不胖也不瘦,乳房和外阴的发育也与年龄相符。盆腔超声的结果,提示子宫发育正常,内膜呈线型,双侧卵巢大小正常,一侧卵巢还可以见到几个很小的卵泡。

"报告没问题,卵巢也在发育过程中。估计半年内月经就会来的。"我说。

"哦哦,没有子宫、卵巢畸形就好。可是,书上说不来月经还有可能是染色体异常,你说,我们是不是也需要抽个血查查染色体? 是不是……"小云还是不放心。

"这种可能性很小。目前的各项情况都没有提示异常,过度检查没有意义。"因是老同学,所以我直接打断了小云的话,回答得简洁明了。

2

三个多月后,小云告诉我:"月经果然来了,不过量有点多,7 天才彻底干净,没问题吧?"

"没问题,这时候的月经多半是无排卵性的月经,但只要不是量多如冲,或经期超过 8 天还没有干净的迹象,就没有大问题。你不再担心女儿有畸形的可能了吧?"我调侃道。

"哈哈,不担心了。我之前是不是有些杞人忧天?"小云语气里透着轻松。

可是不到两个月,小云又来咨询了:"为什么这次月经过了快两个月了还没有来?"

"别急,女孩子们初潮后一般要经过平均 4 年多的时间,才会建立稳定的月经周期性调控,所以当中的时间会出现周期不稳定的情况,你可以再观察下的。"

3

有一天小云又发给我一张化验报告,并附言:"我带女儿在附近的医院抽血查了激素六项,发现雄激素有些偏高,会不会是多囊卵巢综合征? 是不是要促排卵治疗呢? 以后发生不孕该怎么办呢?"

"你想得太远、太多啦。"我"直击"她的杞人忧天,回复道:"青春期排卵功能不稳定,有时会出现短暂性的雄激素偏高,报告单上 LH/FSH 的比值也正常,完全不必过度紧张。况且即使是多囊卵巢综合征,采用哪种治疗方法要根据年龄、是否有生育要求等来决定,现在根本无需促排卵治疗。"

"唉,你知道的,我就是容易紧张。那接下去我该怎么办呢? 我每个月密切关注她的情况,我女儿都烦我了。"

"她的学业是否很忙?"我问。

"是啊,要中考了,她又很好强,一定要保持班里前 3 名的地位,课外作业也多,每天都要过 12 点才做完。周末两天也只有半天是空的,其他都在上辅导课。"

"所以呀,学习紧张、休息得不太好,都会干扰正常排卵的。你可以帮助她调节下作息时间,做到劳逸结合。"

4

接下去的半年多时间里,小云不再频繁咨询,有一次我忍不住主动问她了:"怎么样了,是不是女儿的月经规律了,所以不来'骚扰'我了?"

医生的话

从无规律到有规律,建立起稳定的月经周期,需要一个过程。

家长要善于观察生长发育过程中孩子的身心变化,但不可草木皆"病",人为制造"问题"儿童。

　　"呵呵,"她笑了起来,"时间上还不太准,但我时常记住你的话,要接受孩子在发育过程中的一些非疾病的'异常'情况,所以我就尽量耐心等待观察。有时实在憋不住了想打电话给你,我老公就会说,再等等,想想高医生说的。所以呀,我就又忍住了。这个暑假她放松了不少,月经就很规律。我想以后会越来越好的,是吧?"

　　"那是当然! 祝愿小朋友成长快乐哈!"我高兴地说道。

催婚的阿姨

"高阿姨,我来给你送喜糖来了。"一次在门诊结束时,一直在门外等着的杨柳推门进来了。

"呀,太好了。恭喜恭喜啊!愿你们白头偕老,早生贵子!"接过喜糖的同时,我送上了对她的新婚祝福。

"谢谢!要不是你催我们,我们还不知道什么时候结婚呢。"杨柳羞涩地一笑。

她的这句话,让我想起了半年前她第一次就诊时的情景。

1

23岁的杨柳是我好朋友的外甥女,因此,第一次来就诊时,她便称我为高阿姨。刚工作一年的她,单位体检时第一次接受了盆腔超声检查,结果发现了双侧卵巢囊肿,于是便来门诊复查。拿着超声报告单,她显得局促不安:"阿姨,报告上写双侧卵巢囊肿,直径分别为 8 cm 和 7 cm,内膜样囊肿可能,问题严重吗?"

"你平时有痛经吗?月经是否正常?"

"有一点痛经,但不厉害,所以我从来不知道肚子里会有这么大的两个东西。月经也一直都是好的。"

"有男朋友了吗?关系定了吗?"我问。

"嗯,是有一个,好了快一年了,但是关系还没有确定下来,因为我妈还没有同意。她说我男朋友还太年轻,他只比我大 1 岁,况且我们相处的这一年时间他也没有经受过什么考验。所以,我妈说让我再看看。"杨柳脸上飘过了两朵红云。

"那他现在接受考验的机会来到了。"我说道,"卵巢内膜样囊肿属于子宫内膜异位症,一般会有痛经,但也有的人没有明显症状,而仅仅在体检时发现。从你两侧有这么大的卵巢囊肿来看,建议先手术,在腹腔镜下剥除双侧卵巢囊肿,若手术中发现有盆腔粘连,建议术后连续用 3~6 个月的 GnRH 类药物来松解盆腔粘连并控制复发。而停药后的 1 年内是生育的'黄金时间',如果是有生育要求的人,可以在这个时间备孕。"

"可是,我还没有结婚呢。难道不结婚,这个手术就不能做了吗?"杨柳有些着急了。

"哦,并不是这么说。因为子宫内膜异位症术后很容易复发,包括重新形成卵巢囊肿或造成盆腔粘连,干扰排卵或导致输卵管不通畅,所以医生会建议若有明确的结婚对象,可以适当把婚育时间表提前,这样就可以掌握主动权。而且,怀孕和延长哺乳时间,都可以控制子宫内膜异位症的复发。"我解释道。

"那我该怎么办呢?"

"撇开家长们的意见,你们自己觉得感情已经到了'我非你莫嫁,你非我莫娶'程度了吗?"我问杨柳。

"嗯,这个他向我表白过的,我也觉得跟他在一起就应该是可以生活一辈子的样子。其实,我妈也挺喜欢他的,就是想再考察考察。"

"那你下次把他一起叫来,让我先来做一次'考官'。"我跟杨柳有了一个约定。

2

两周之后,杨柳带着男朋友来到了诊室。"高医生好。"他憨厚地笑着。

"知道我今天为什么叫你一起来吗?"我问。

"嗯,杨柳都跟我说了。说她有两个很大的卵巢囊肿,可能需要手术,而这个病有可能会影响生孩子。所以,让我来听听。"

"照理你们只是男女朋友的关系,没有杨柳的同意,我不能向你透露她的病情。但是我了解到你们已经认定了对方将作为终身伴侣,所以在征得她的同意后,想把这个病的治疗方法和预后再跟你说下。"我慎重地说道。

"嗯,我明白,您说。"

"虽然这囊肿良性可能很大,但如果不剥除,有可能会发生破裂,而且持续增大,也不能完全除外病变的可能。所以,手术是最好的选择。但是,剥除囊肿后,一是有可能会再次复发,第二是有可能会造成医源性的卵巢损伤而影响卵巢功能。这两种情况都有可能会造成不孕。你有思想准备吗?"我边说边注视着小伙子的眼睛。

"我有!"小伙子毫不犹豫地说道,"高医生,不瞒您说,其实在听杨柳跟我说了她的情况后,我也上网查了一些资料,对这个病的情况也做了比较全面的了解,我有心理准备的。即使最后真的是不孕症,我也不会抛弃她的。另外,我也跟我的爸爸妈妈说了,他们的态度跟我一样,他们都很喜欢杨柳,无论什么情况都认定她这个儿媳妇了。"

那一刻,我竟然被这 20 岁出头的小伙子给感动了。我笑

医生的话

对于一些可能会影响生育的妇科疾病来说,适时手术、及时备孕很重要。

既然不能抑制囊肿或肌瘤的生长速度,那就掌握婚育的主动权。

着对杨柳说:"我的这一关,他算是满分通过了!"

3

不久,杨柳告诉我,她妈妈也很快投出了赞成票。双方家长商议着边筹备婚事,边让杨柳安心做手术。

杨柳给我送喜糖的这一天,正好是她术后的第四个月。

"术后恢复都很好,打了3个月的GnRH,上个月停药后月经还没有来过吧?"我问,因为GnRH注射后会抑制排卵,出现暂时性的闭经,一般停药后2～3个月排卵功能可以逐渐恢复。

"对,停药1个多月了,月经还没有来。不过,这几天阴道已经不像之前那么干涩了,还有了一些白带。我想,是不是月经不久也快要恢复了吧。"杨柳看上去面色滋润,看来正幸福地沐浴着爱情的阳光雨露。

"应该快了。你们也可以开始备孕了,要抓住术后的'黄金时间'哦。"我关照杨柳。

一年之后,小夫妻俩专程给我送来了喜饼,并给我看了漂亮女儿的满月照,他们异口同声地说要谢谢我这个"催婚"的阿姨。

一起慢慢老

肖秋是我大学的师姐，比我高一级，因为曾经在一起实习，所以便认识了。毕业后，她没有做医生，而是去医药公司做研发工作。

20 多年的时间中，我们分享了各个成长阶段的人生故事，她的女儿也是在我的陪产下顺利分娩的，然后放置宫内节育器、有一次因经期淋漓不尽而诊刮＋取环，也都有着我间接的参与。所以，我时常开玩笑地对她说，我成了最了解她身体秘密的人。

1

3 年前，肖秋告诉我她的月经开始有明显的变化了："我今年 48 岁，最近几个月月经的周期都很短，才 22～23 天就来一次，量和时间都跟以前差不多。我是不是快更年期了呀？我只听说过绝经前是月经周期延长，可我怎么会周期缩短呢？"

"你有没有潮热或情绪不稳定的感觉？"我问她。

"潮热倒是没有，就是觉得记忆力好像没有以前好了，注意力也不易集中。"

"这个就是围绝经期女性常见的精神神经症状，是不是还有会乱发脾气或容易激动？"我开玩笑道，"你家先生和孩子有没有投诉你？"

"哈哈，被你一说，我倒是觉得有这样的情况。我想请教了，你们专业上现在是怎么定义更年期的？"在大学时，肖秋就是个爱钻研的人，看来她的这个特质一直都在。

"我们现在都用'围绝经期'这个定义了。围绝经期也叫做绝经过渡期，指从临床特征、内分泌学和生物学上开始出现绝经趋势（比如月经紊乱等），直至最后一次月经后 1 年这整段时期。有的人可能 40 岁就开始了，过渡时间可以短则 1～2 年，长至 10～20 年。你现在月经开始出现周期的改变，结合你的年龄，就可以说是进入了围绝经期。"

"我月经初潮的时间比较早，12 岁就来了，我知道一般月经也就是维持 35 年左右，所以我这样也算正常的吧。"

"是的，一般月经也就持续 35～40 年，是会有'早来早走'的现象。你目前自定义说'姨妈'会早走，还为时过早。不过，你可以来抽个血看看 FSH 和雌激素水平来预判下。知道你是个喜欢让数据说话的人，所以，查一查做到心中有数，如何？"熟知她性格的我说出了肖秋想要做的事。

2

血报告结果提示：FSH 21.5 IU/L，雌二醇 320 pmol/L。

"更年期不是雌激素低吗,怎么我的反而是高呢?"肖秋拿到报告后照例又是"十万个为什么"。

"一般来说 FSH 值超过 10,我们就说提示卵巢储备功能开始减退,超过 40 就说是卵巢功能衰竭。因为,卵巢功能衰退的最早征象是卵泡对 FSH 敏感性降低,FSH 水平增高,也可以理解为卵泡发育的阈值升高,卵泡也就不发育从而闭锁了。"我开始为师姐讲课了。

"我是不是可以这么理解,FSH 越高,说明卵巢的功能越是衰竭?"肖秋开始跟我互动了。

"正解!与此不同的是,绝经过渡早期雌激素水平波动很大,由于 FSH 升高对卵泡过度刺激引起雌二醇分泌过多,甚至可高于正常卵泡水平,你现在就是属于这种情况。等临近绝经期或绝经后,在卵泡完全停止生长发育后,雌激素水平才迅速下降。"因为肖秋毕竟是学医出身,所以我会用一些比较专业的解释。

"那我现在怎么办?要治疗吗?"肖秋问。

"你目前只是周期缩短,经期、经量都没有变化,所以可以顺其自然,以观察为主。过段时间如果出现周期延长至 2 个月以上,就来做个超声看看内膜的厚度。"我回答。

3

1 年多后,肖秋告诉我,她的月经周期开始延长了,当停经超过 2 个多月时,我让她来做个检查。超声提示子宫内膜 10 mm,欠均匀,双侧卵巢较前缩小;FSH 56 IU/L,雌二醇 60 pmol/L。

"这些都说明啥问题?你快给我解释解释。"好学的她就像一个求知若渴的中学生。

"说明你的卵巢功能已经正式开始衰竭了,但是还有一些雌激素水平,所以子宫内膜会增厚,但因为没有排卵,所以没有孕激素,也就不会发生激素撤退性出血而来一次正常的月经。如果子宫不断增厚,一旦雌激素发生波动而发生突破性出血,往往出血量会很多,就是所谓的更年期无排卵性出血。"我似乎是侃侃而谈。

"请划重点!"肖秋打断了我的长篇大论。

"用十天的黄体酮吧,让子宫内膜转化脱落来一次月经。"我回答得很干脆。

用了黄体酮后,停药 2 天,肖秋就来了一次"正常"的月经。

"那接下去我该怎么办?是不是每两个月就要'人工降雨'一次?"肖秋熟知我对使用人工周期来月经的比喻,也跟我对上了"暗号"。

"不必。你可以适当延长观察时间,之后周期估计会越拖越长,只要超声没有提示内膜明显增厚,就可以暂时不用孕激素治疗。也即是说,可以宽容,但不能纵容。一旦发现不会自主来月经,但内膜有增厚,一定要'先发制人'!"

4

又过了将近 1 年,50 岁的肖秋,月经周期已经延长到了 4～6 个月,经量也明显减少了。

同时，她开始出现潮热、多汗的症状，夜间的睡眠质量也有降低，容易早醒，四肢关节也时常会有些酸痛。

"我的这些症状都可以属于绝经综合征吧？"肖秋问。

"对的，你目前的不适分别对应的是血管舒缩症状、精神神经症状和绝经早期骨量快速丢失和关节退行性变导致的骨质疏松症状，这些都属于绝经综合征。随着绝经时间的增加，还可能会出现心悸、心律不齐等心血管症状或糖脂代谢异常；以及外阴阴道干涩或瘙痒、反复发作的尿路感染等泌尿生殖道症状。"我似乎是在拿着教材"照本宣科"。

"请高医生说说对我的治疗建议。"肖秋直奔主题。

"首先，围绝经期是女性自然的生理过程，应该用积极的心态来适应这一变化，心理治疗包括自我调适都是治疗的重要组成部分。其次，可以坚持健康的生活方式，包括增加日晒时间、坚持适当的运动，保证每日足量的蛋白质和高钙食物；不吸烟不喝酒。最后，可以对症治疗，包括适当使用镇静助眠药和改善潮热的药物。这些都是一般治疗。"我说。

"那什么情况下可以采用激素补充治疗呢？"

"就是当这些症状已经影响到你的正常工作和生活，或者你想通过激素补充治疗来提高生活质量，就可以在遵循因人而'宜'、因人而'异'、充分知情的原则下使用最低有效剂量。"我继续补充道，"也就是说，医生要掌握好治疗的适应证和禁忌证，对不同的人制定不同的方案；而患者要充分理解医生关于治疗利弊的告知内容。"

"激素补充治疗用的是雌、孕激素，用激素总会有副作用的吧？这会有哪些危害性呢？"肖秋需要获得正反两方面的证据。

"的确，用药后会产生乳房胀痛、水肿、色素沉着等性激素药物的副作用。但是最需要警惕和关注的是，长期使用激素补充治疗可能会增加子宫内膜癌和卵巢癌的发病风险。所以，选择最小剂量，达到有效治疗效果、维持最短时间、逐渐减量至停药，是可行的方案。"我说。

"好的，我明白了。我会再观察一段时间，如果这些症状越来越明显，我就考虑采用激素补充治疗。毕竟我们的未来还很长，预防骨质疏松症、提高生活质量也很重要。"肖秋说。

"对，规范使用绝经后激素补充治疗，确保治疗'利'大于'弊'非常关键。就让我们一起慢慢变老，优雅地变老吧！"

医生的话

我们终将要面对绝经期的到来。到那时，我们除了"致青春"，更应该"治"更年。坦然面对、欣然接受，良好的心态和健康的生活方式将是我们自带的"法器"。

无论是绝经过渡期还是绝经期，一旦出现明显的临床症状，在排除禁忌证后，可以在医生的指导下采用激素补充治疗来改善症状、提高生活质量。

场外来指导

海蒂是我中学同学的表妹,大学毕业后便移民去了新西兰,结婚后的她迟迟没有怀孕,于是经常会通过微信来向我咨询一些妇产科方面的知识。慢慢地我了解到,海蒂有多囊卵巢综合征,平时月经周期长,雄激素水平很高,曾经先后用了几个疗程的避孕药,也只能短暂改善月经周期,排卵一直不规律,要么消极"怠工",要么顽固"罢工"。在我的建议下,求子心切的她选择了在当地医院做试管婴儿。

1

有一天,她在微信上说:"高医生,这个周期我一共取出了20多个卵子,一周前我已经做好新鲜胚胎移植了,医生一共移植了2个,一切顺利。"

因为时差的关系,等我看到这一条信息时已经是第二天早上了,我还没来得及回复,海蒂突然发过来一条语音:"我有点肚子胀,但不是腹痛。会有什么问题吗?"

"胃口怎么样? 有没有阴道出血? 小便有减少吗?"我问。

"胃口一般,只是吃了会觉得胃有些不舒服。没有阴道出血,因为我喝水不多,小便也不觉得明显改变。"

"因为你是新鲜周期移植的,之前取了20个卵,就担心会发生OHSS。"我有些担心。

OHSS也叫卵巢过度刺激综合征,是由于药物促排卵刺激了多个卵泡发育,雌激素水平过高,引起了全身血流动力学改变后出现的一种病理情况。轻度的可以自行好转,但严重的会有生命危险。我估计海蒂现在就有这种情况,建议她联系医生,去医院做个超声看看卵巢的情况以及是否有盆腹腔积液。

2

一天后,海蒂打来电话告诉我:"做过超声了,医生说肚子里是有些积液,两侧卵巢都超过了8 cm,医生让我在家里先观察下。"

"好,但接下去你一定要做几件事,"我说道,"第一,每天上下午各测一次腹围,看看有没有在增大;第二,统计下每天的进水量和尿量,看看相差是否很大;第三,尽量多吃些高蛋白饮食,适当活动,别一直躺着。另外,观察下腹胀和胃口不好的情况是否有越来越严重,若有状况随时告诉我。"

果然，没过两天，海蒂就半夜里打来电话了："我今天的尿量才300 ml，腹围也又增大了，没有胃口，肚子觉得很胀，我该怎么办？"

"赶紧联系你的医生，需要尽快住院。你可能进展到重度OHSS了！"我的语气里透着焦急。

随后的几天里，我不断更新着海蒂的信息，她的确出现了重度的OHSS，大量的腹腔积液引起腹部膨隆而胀满，甚至还有胸腔积液。出现了少尿、低蛋白血症、血液浓缩、轻度的肝功能损害等症状。

"高医生，我真害怕，我这样会有生命危险吗？"她问。

"别害怕，现在医生已经在积极处理了，这种情况总会有一个发展过程，慢慢会出现'拐点'的。"我安慰道。

"我现在腹部越来越胀，还有胸闷。"

"能平卧吗？需要垫几个枕头？"

"床摇起了45度，医生刚才说要帮我抽腹水和胸水。"

"抽胸腹水可以暂时缓解下症状，但一次不能放水太多、太快。如果过程中你有出冷汗、气急，一定要跟医生说。"我再三关照。

两天后海蒂又发来消息："高医生，我昨天抽水后感觉好多了，今天医生要帮我用白蛋白，这个有问题吗？"

"没问题。抽水是'不得已而为之'的辅助方法，治表不治里。输白蛋白可以增加胶体渗透压，效果更肯定。"

连续在ICU将近十天的治疗，让海蒂的内心接近崩溃了，这天她在微信里哭着留言："我现在身上插了4、5根管子，我看不到我的光明在哪里。"

"你已经连着好几天没有抽水了，是吧？这就是好现象呀。快了，我估计过几天你身上的管子会一根一根拔去的。医生有没有帮你测过怀孕指标？我估计是怀孕成功了，可能还是双胎呢。不然也不会发展成重症，若没有怀孕，这些水早就慢慢消退了。"

果然被我说中了，当天血HCG测定阳性，十天后的超声诊断：宫内见两个孕囊……而期间，海蒂的症状也慢慢好了起来，终于转出了让人揪心的ICU，最终出院了。

虽然最后一个胚胎在早孕期发生了停育，但并没有影响

医生的话

OHSS即卵巢过度刺激综合征，是实施辅助生殖技术过程中的一种并发症。

当前，随着辅助生殖技术越来越成熟，采用温和的促排卵和自然周期冷冻胚胎移植的方案，发生OHSS的概率大大降低了。

另一个胚胎的正常发育,几个月后,海蒂终于拥有了一个健康的宝宝。

3

以后,每每聊起这件事,海蒂总会说:"要不是你当时做我的场外指导,给我专业的建议和鼓励,我还真担心自己会熬不过这一关啊!"

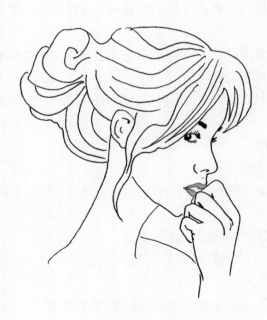

算错的日期

今年 46 岁的秦洁跟我成为朋友已经有 7 年了。我们相识于一次培训班，因为相近的兴趣爱好让我们成了好朋友，虽然平时并不经常见面，但是无论是电话聊天，还是微信朋友圈的互动，都能找到很多的共鸣。我们习惯互称对方为"老师"，这倒不是出于客套，而是另一种亲切，就像兄弟姐妹间有时会直呼对方全名，不仅不是生分，反而是一种随意和亲近。

1

记得 3 年前，秦洁打电话给我："高老师啊，我也不知道怎么回事，我怀孕了，下午刚在医院检查好。"

我一愣，心想一双儿女都已经上中学的她，怎么会发生这种意外呢？于是半开玩笑半责备道："秦老师啊，难道你还准备生三娃？"

"哪里呀，怎么能生呢！唉，这次是失误了，以为是安全期，结果却成了危险期。"她不好意思地回答。

"你是怎么算安全期的？"

"就是月经干净后的 5～7 天呀。"

"我的天呐！枉做了这么些年的闺蜜，你怎么会犯这么低级的错误？"我的声音不由提高了八度。

"怎么啦，我算错啦？"她显出很无辜的样子。

"对于月经周期是 28～30 天的人来说，月经干净后的 5～7 天，往往正好是排卵期。所以你简直就是铤而走'险'！"

"啊呀，我完全搞拧了。所以，就只能自食苦'果'咯。我在我们家附近的医院预约了明天做人流术，高老师有什么建议吗？"

"你今年已经 43 岁了，刮出的组织物要送病理。术后注意休息，杜绝再次意外怀孕。"我说道。

"好的。遵命！"

2

第二天下午，我打电话询问秦洁手术是否顺利，她有些担心地告诉我："今天手术时医生发现吸刮出的绒毛有一些水泡状的增生,翻看了几天前的超声报告,发现当时就提示宫内孕囊不规则,所以医生说有可能是葡萄胎,让我等一周后的病理报告。葡萄胎是怎么一回事啊?"

"葡萄胎是一种妊娠滋养细胞疾病,往往没有正常的胚胎组织,由于绒毛滋养细胞增生、间质水肿而形成大小不一的成串水泡,形如葡萄而由此得名。于你而言,发生葡萄胎的高危因素是年龄,40岁女性的发生率是年轻女性的7.5倍。其他原因还包括营养不良和社会经济落后等因素。你今天人流术后抽过血查HCG了吗?"我问。

"查了,医生说过几天出报告。高老师,我的问题不严重吧?我刚才网上查了下,如果真的是葡萄胎,像我这种年龄的有可能会转为恶性葡萄胎,还要化疗,还要手术切除子宫,是这样的吗?"

"虽说年龄超过40岁发生侵蚀性葡萄胎也就是你说的恶性葡萄胎概率会增加,但毕竟大部分的葡萄胎都是一个良性的过程。以前,对于年龄超过40岁的葡萄胎,往往在刮宫后会预防性地做全子宫切除,但临床研究发现,单纯切除子宫并不能预防侵蚀性葡萄胎的发生。所以,现在已不作为常规处理方法。只要刮宫彻底,术后定期随访HCG就可以。"我说。

"真的吗?高老师不是在安慰我?"

"亲爱的秦老师,高老师不跟你开玩笑。等报告出来,第一时间向我汇报哈。"我以轻松的语气结束了通话,希望放松她紧绷的神经,虽然我也挺为她担心,因为毕竟存在着高危因素。

3

几天后,秦洁发来了她的刮宫病理报告:完全性葡萄胎,绒毛滋养细胞轻度增生。刮宫术中血HCG 9.4万。

"高老师,我'中彩'了。这里的医生让我每周抽一次血查HCG,说要随访2年,并且要我留意有无咳嗽、胸痛等症状。这是为什么呢?"

"葡萄胎清空后的随访非常重要,因为一旦出现侵蚀性葡萄胎或绒癌等滋养细胞肿瘤,这些指标都会出现异常。一开始要每周查血HCG,直到连续3次阴性后,改为每个月查一次共6次,然后再每2个月查一次共3次,这样一共1年。以后可以每半年查一次,一共2次。"

"那除了抽血,还要做其他项目吗?"秦洁问。

"常规的检查还有B超、胸部CT等。因为侵蚀性葡萄胎和绒癌最容易转移的地方是肺、阴道,其他还有肝和脑,所以随访期间一旦出现不规则阴道出血、咳嗽、咯血或头痛等不适,首先要做这些检查加以排除。不过,如果血HCG成对数级别下降很快的话,这些情况的发生概率就很小。"

"我听说血HCG超过10万,就要预防性化疗,是这么说的吗?"

"血HCG超过10万是有可能发生滋养细胞肿瘤的一个高危因素。预防性化疗目前作为常规推荐方案,仅仅适用于有高危因素和随访困难的完全性葡萄胎患者。你只是年龄有高危因素,后续若血HCG下降得很好,完全可以不做化疗。"我肯定地说。

4

"中彩"的秦老师,运气还是很不错的。一周之后,她发来的血 HCG 就快速下降到了 2 700。我回复了一个大大的"赞"! 可是她还是"贪心"不足:"指标还是很高啊。"

"已经不算高啦,秦老师,一周之内从 9.4 万降到不足 3 000,不要太神速哦! 您老人家还不满意?"我开始调侃她了,"葡萄胎清宫后首次 HCG 降到正常平均要 9 周的时间,最长不超过 14 周。下周能到 300 左右,就很好。"我补充道。

接下去的每一周,秦洁都会准时把报告发给我,血 HCG 指标一路从 350—109—27,最终在刮宫术后第 6 周时,指标首次降至 5 以下的正常范围。

"我躲过了一劫。"秦洁庆幸道。

"下次可不能再'犯错误'啦,听明白了吗?"我笑着对她说。

5

可是,就在一个月前,我的这位好朋友再次让我受惊了一次。

"高老师,你别骂我……"秦洁发来一句没头没脑的话和一个捂脸的表情。

"怎么,你不会又辜负我的'教育'了吧?"我似乎预感到了什么,"是不是又失误了?"

"我这几天有些恶心,就查了个验孕棒,竟然是两条杠。于是,我去我们这里的医院做了个 B 超,显示宫内有个 2 cm 大液区,似乎有卵黄囊,但看不清楚。查了血 HCG 有 6 万多,医生听说我 3 年前有过一次葡萄胎,就担心我这一次还是,所以让我到上一级医院来查。"

"这次停经几天了? 有没有阴道出血?"我问。

"最后一次月经时间我也记不得了。因为这半年来月经周期不规则,有时提前五六天,有时推迟 10 天,我想我应该是更年期了,所以就没有采用避孕措施。其实,你 3 年前'教育'了我之后,我是很注意的。都说更年期不会怀孕,所以

医生的话

无论是生育期,还是更年期,都要落实明确的避孕措施,预防意外妊娠造成的身体伤害。

高龄女性的怀孕,不仅流产和造成胎儿畸形的发生率增高,还要警惕妊娠滋养细胞疾病的可能。

我……这次葡萄胎的可能性大吗? 如果是复发性葡萄胎,那我肯定要吃苦头了。"我听着秦洁的声音,觉得她都快要哭了。

"更年期不是绝经期,还是有可能怀孕的呀! 这次超声显示你子宫没有明显增大、宫内液区大小比较均匀,有点像卵黄囊,而没有典型的葡萄胎'落雪状'样的超声图像,所以有可能至多是部分性葡萄胎,这样的话,情况会好些。别急,明天来检查下。"

放下电话,我的心情其实并不像跟秦洁说话时的那么轻松,因为这次的血 HCG 这么高,但还没有看到明确的胚囊,结合她 46 岁的年龄和既往的葡萄胎病史,复发性葡萄胎的可能是不能除外的。

第二天,在忐忑中我陪秦洁做了个超声,当在显示屏上见到宫内的胚芽和原始心管搏动时,我高兴地轻声叫了起来:"警报解除!"

人流术后的病理报告提示:绒毛和蜕膜。终于可以彻底排除葡萄胎的可能了。

拿着病理报告单,秦洁深有感触地说道:"原来老蚌也能生珠。除非到了绝经期,不然避孕这根弦绝对不能松啊!"

可留则莫流

这几年,我经常会在微信朋友圈里看到曾老师晒她孙子的照片,从一个虎头虎脑的婴儿成长为一年级的小学生,活泼、健康、小小年纪就已经拿到了围棋业余 3 级的证书。可回想起 7 年前,这个可爱的宝宝差点失去出生的机会。

1

一天,曾老师打来电话,语气中透出焦急:"小高,我媳妇怀孕了。可是她在不知道的情况下,上个月单位正好体检做了一个胸部 CT 检查。这个孩子还能要吗?"

"她现在停经多久了? CT 是什么时候做的?"我问。

"刚刚停经 40 天,CT 是两周前做的。"

"现在体检做的都是低剂量 CT,放射剂量很小,况且照射时间也短,所以对孩子没有影响,可以要。"我肯定地说。

"是吗,那太好了。我跟我儿子媳妇说下。"曾老师如释重负地说道。

可是第二天晚上,曾老师又打来电话了:"我媳妇说不想冒这个风险,她回忆起她三周前还因为喉咙痛吃过 2 天的抗生素,而药物的说明书上写着孕妇慎用。"

"她用抗生素和做 CT 时都是在距离前次月经的 30 天内,根据'全或无'的理论,如果是在这段时间内遭遇了有害因素,但只要怀上了,就说明胚胎没有受到危害。所以,这个孩子可以要。"

"哦哦,好的好的,我再跟她说下。"

次日早上我手机一开机就收到了曾老师过零点后发来的留言:他们决定还是不要这个孩子了……今天过来预约做人流。

2

当我看到曾老师媳妇小音的时候,我惋惜地说道:"其实你考虑的那些危害因素都是可以忽略不计的,就这么轻易放弃了?"

"高医生,谢谢你的关心。对这些因素的分析,婆婆都转述给我听了,我也知道可以不介意。其实,还有另外一个原因我们没敢跟家里人实说,因为我正好有一个升职的机会,我担心生孩子会让我失去这次机会。我知道婆婆很想要这个孩子，可是我想来想去只能放弃。"小音无奈地说道。

"你知道妇产科医生为什么不轻易让人做流产手术吗？因为我们遇到过不少因为轻易地做了一次人流，而术后发生宫腔粘连、输卵管堵塞等并发症导致的继发不孕，有的人因此抱憾终身。所以，你要慎重考虑啊！"我觉得我简直有些语重心长了。

"嗯，高医生，我已经做好思想准备了。"

看到小音已下了决心，我也不能再说什么，便安排她做了相关的检查。可是不巧的是，白带检查发现了有真菌性阴道炎，不能当日手术，需要用药几天后再复查。

3

数天后，小音和她丈夫一起来了，复查白带检查也正常，在开具人流手术通知单的那一刻，我抬头看了下小音夫妇："真的想好了？不后悔了？"

小音的丈夫看了看妻子，然后低下了头，轻声说道："我想留，但是我也要尊重小音的决定。"

突然，我看到小音的眼圈红了，她愣了一会，随即伸手挽住了丈夫的胳膊："那，我们就留下他吧……"

这个反转的剧情让我欣喜不已，我为小音丈夫的通情达理而感动，更为小音及时抓住了幸福而高兴。就像小音后来跟我说的，她在最后一刻选择了要留下这个孩子，是因为她被她丈夫的那句话感动了，她突然领悟到爱一个爱她的老公是多么幸福的一件事。

医生的话

从医这 27 年来，仅仅在亲朋好友中，经我之手"叫停"流产手术的就不下 20 人，其中不少就是像小音那样在怀孕早期用药或接触了射线的情况。

"留"还是"流"，对当事人来说是个需要慎重考虑的问题；而对医生来说，更是一个需要谨慎分析提出专业建议的问题。

中华好邻居

钱妮是我的老邻居，因为各自搬了家，所以已经有一段时间没有联系了。一天，我们在路上巧遇了，当她叫住我的时候，我一时间竟然没有认出她，因为两年不见，她变得非常憔悴，即使涂着口红，可脸色还是暴露出了她贫血的真相。

1

"你怎么变化这么大呀，是不是有哪里不舒服？"出于职业敏感，我关切地问。

"还好啦，就是有些贫血，这次体检查出来的，去内科查了下，就说我是缺铁性贫血，让我补点铁片纠正贫血。"钱妮缓缓地说道。

"妇科有没有问题？有没有子宫肌瘤？月经是否很多？"我问。

"妇科就做了一个超声，说我的子宫肥大，没有说有肌瘤。月经嘛，还好，我从小姑娘开始一直就挺多的，也习惯了。最近 1 年比以前又多些。"

"怎么个多法？来一次月经要用几包卫生巾？"

"卫生巾怎么够哦！前几天我都要用成人尿不湿的。"钱妮苦笑了下。

"这还叫'还好'？"我拍了她一下肩膀，"你可真是心大啊，这听上去就很多啦，你这几天什么时间有空，到门诊来我帮你检查下。"

2

这天就诊过程中，钱妮拿着超声报告回来了：子宫明显增大，提示子宫腺肌病。

"你看你现在都已经是中度贫血了，血红蛋白只有 85 g/L，就是因为存在子宫腺肌病。"我对着化验单说道。

"子宫腺肌病？我从来没有听说过。这个病严重吗？"钱妮显然被吓了一跳。

"别怕，这个病是良性的。它是由于子宫内膜的腺体和间质跑到了子宫肌层里，也会随着月经周期出现出血，从而造成整个子宫增大。这病原因其实还不太清楚，但除了有遗传因素外，剖宫产、刮宫或雌激素水平过高都会引起。"我说，"我记得你生你们家宝宝就是剖宫产，还做过 2 次人流对吧？这可能都有关系。"

"唉，这些都有关系的呀？早知道我就听你的话，当初自己顺产了，坚持落实避孕措施就不会有后面那 2 个插曲了。唉……"钱妮有些后悔，"这个病除了月经多，还会有什么症状？"

"除了月经多,常见的症状还有痛经,而且是越来越厉害的痛经,疼痛程度和持续时间会一年比一年厉害。你有痛经吗?"我问道。

"哦,怪不得。我想我之前从来没有什么痛经的,怎么今年开始月经来的头几天会痛呢? 有时实在熬不住了,就吃几次止痛片,熬过去了也就不当回事儿了。原来,这就是这个病惹的呀!"钱妮恍然大悟,转而又问,"那我该怎么治疗呢? 我才 42 岁,不会把子宫切掉了吧?"

"虽然你没有生育要求了,但毕竟还年轻,当然不会一开始就手术,可以首先考虑保守治疗,可以放个环……"

"放环?! 我月经已经这么多了,再放环不更多了吗!"

"你别急,听我把话说完。这个环叫曼月乐,它不仅是个避孕环,还是一个治疗环。环里含有一种叫左炔诺孕酮的长效孕激素,每天稳定释放出一定浓度的药物作用在子宫内膜上,可以促使子宫内膜萎缩,并间接抑制内膜增生,从而使月经量明显减少。另外,还可以有效缓解痛经。所以说,这个环,对你来说简直就是个完美的'福音'。"

"真的有这么好的作用?! 那我现在就要放!"

"你现在还不能放。原因是你的子宫比较大,若直接放的话,会造成环的脱落。你需要连续打三个月的一种叫 GnRH 的药物,它可以使你暂时性闭经,使子宫暂时性萎缩,等缩小到合适的大小再放曼月乐,效果就会理想。"我解释道。

"连续打三个月? 会有什么副作用吗?"

"其实就是连续三个月中每个月打一次,打针后会出现类似更年期的症状,包括潮热、阴道干涩等,但停药后就会慢慢改善。如果你出现的这种暂时性的更年期症状很严重,我们就可以用小剂量的雌激素来缓解。所以说,一切尽在掌握。"我笑着说。

3

在使用了三个月的 GnRH 后,钱妮的子宫明显缩小了,如期地放了曼月乐。一个月后,超声提示环位正常。半年后,钱妮告诉我,她每月还是会来月经,但是量很少,痛经也

医生的话

对于不再有生育要求的子宫腺肌病患者来说,放置曼月乐宫内节育器是一种很好的选择。同时,它还可以用于子宫内膜增生症的治疗。

放置曼月乐后,有的人会出现经期淋漓,一般在放环 6 个月后会好转。也有少部分患者会出现闭经,这并不是卵巢功能衰竭引起的绝经,而是子宫内膜受药物的影响出现了萎缩,不会随着卵巢激素的变化发生脱落形成月经。也就是说,卵巢"有作为",但子宫"不作为"。

完全没有了。"我感觉整个人都轻松了,贫血也没有了。不过,我很后悔。"

"后悔什么?"我吃了一惊。

"后悔为什么没有早点把我的病情告诉你这个'中华好邻居'！哈哈……"钱妮爽朗地笑了。

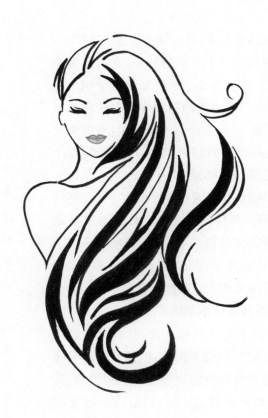

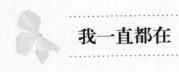

我一直都在

小竞是个"90后",自主创业的她结婚快 2 年了,一直忙于工作,也没有准备要孩子。在一次朋友的婚礼上,我结识了她,柔美的外表下透出着男孩子般做事的果断。

1

去年中秋节她和丈夫一起回老家过节,回来后不久,她突然觉得一阵阵的腹痛,甚至有些直不起腰来,于是赶紧驱车去了医院。先挂的是外科,医生很快排除了急性阑尾炎,让她做了一个盆腔超声。可一拿到报告,小竞就傻眼了。

"子宫肌层内向浆膜下生长肌瘤 55 mm×52 mm×50 mm,宫内见一胚囊,胚芽长 3 mm,见原始心管搏动。"超声报告单上的那一段话,让小竞惊呆了。

"高医生,告诉你一个非常令人吃惊而可怕的消息,我刚知道,我竟然怀孕了!"小竞在电话里叫了起来。

"那是好消息呀。为什么说是吃惊而可怕的呢?"我还没来得及恭喜她,就被这两个超乎常情的形容词给卡住了。

"说吃惊,是因为我都没有发现我停经了,我平时月经都是 1～2 个月来一次的,时间上晚了几天我都没往怀孕那方面去想;说可怕,是因为我子宫里还有一个大肌瘤,而且还有腹痛。"

"那现在腹痛情况如何了? 有没有阴道出血?"这个喜忧参半的消息让我也开始为她着急了。

"已经好些了。没有出血。"

"那好,明天到我的门诊再来检查下。"

2

第二天,小竞如约而至,检查的结果,子宫增大如孕 2 月大小,宫底部有一个肌瘤直径约 6 cm,伴有压痛,但整个腹部平软,也没有压痛和反跳痛。抽血检查,血白细胞计数轻度升高,没有贫血,C-反应蛋白(CRP)正常。

"你之前知道自己有肌瘤吗?"我问。

"嗯,两年前婚前检查时发现过的,当时就 2 cm 大小,也没有什么症状,医生说不要紧,所以之后我就没有再复查。"小竞回忆道。

"从病史和症状、超声报告上看,你属于子宫肌瘤合并妊娠,且发生了红色变性。"

"红色变性？那这是良性的还是恶性的？为什么会引起腹痛呢？"小竞问。

"肌瘤的红色变性主要发生在孕期或产后，是一种特殊类型的肌瘤变性。可能与妊娠期子宫肌瘤快速增大，导致肌瘤内小血管发生缺血性变性而引起血栓和溶血有关。这种变性虽说是良性的，但会引起剧烈的腹痛，甚至会伴有恶心呕吐，白细胞也会增高。"我回答。

"那需要怎么治疗呢？要不要手术？会不会导致流产？"小竞又是三连问，看出来她是真的紧张起来了。

"妊娠期的肌瘤红色变性还是以保守治疗为主，你目前的情况，可以先使用抗生素治疗，同时一定要好好休息，一般过段时间情况会改善的。但若是症状没有得到控制，也有部分人会并发流产，不过是小概率的事件。别紧张，先用上药再说。"

"好咧，我听你的。"小竞的脸色缓和了些。

3

经过几天的抗生素治疗，小竞的腹痛得到了缓解，又平稳地过了一周。

可就在大家松一口气的时候，突然一天早上五点，小竞又急急地打来了电话："高医生，不知什么原因，我今天是被痛醒的，又是一阵阵的腹痛，还想大便，可是解了一次后，腹痛没有缓解。还有一些暗褐色出血，我现在该怎么办？"

"赶紧来看急诊，有情况及时向我汇报！"我嘱咐道。

我还没出门，小竞就把刚做好的超声报告发给我了，结果还好，胚胎的生长没有受到影响，肌瘤也只是稍微增大，达到了 62 mm×56 mm×53 mm。

"高医生，这种情况要紧吗？急诊医生给我抽了血，白细胞都是正常的，所以让我回家口服一些抗生素，另外给了我地屈孕酮保胎治疗，都可以用吗？"

"都可以用，你现在的情况比之前有改善，过程中有病情反复也是正常的。现在回家好好休息，按时吃药，局部可以用冷敷试试。注意腹痛和阴道出血有无加重。如果没有，就是好现象。"我再三关照小竞。

医生的话

子宫肌瘤红色变性常见于孕妇，对于要生育者，首选保守治疗。

一旦孕期出现腹痛、阴道流血等症状，一定要及时就诊，明确子宫、胎儿和胎盘的动态情况，给予积极的诊断与治疗，确保母婴安全。

中晚孕期若出现无痛性阴道流血，首先要考虑是胎盘前置状态（孕28周前）或前置胎盘（孕28周后）。

之后的每天,小竞都会定时向我汇报最新情况。三天后,她的症状都消失了。在接下去的一个多月里,肌瘤与她"和平共处",随着妊娠天数的一天天增加。小竞向我问起关于分娩方式的问题。

"高医生,我这么大的肌瘤是不是只能剖宫产啊? 剖宫产术中是否可以直接把肌瘤也剥除? 这样不就两全其美了吗?"

"如果孕晚期没有剖宫产指征,子宫肌瘤合并妊娠完全可以自然分娩的,除非肌瘤位于子宫下段导致胎头下降梗阻。剖宫产术中常规是不剥除肌瘤,因为这样会增加术中和产后出血的风险。况且,孕期子宫肌瘤的增大往往与高水平的雌、孕激素有关,等产后激素水平下降了,肌瘤往往又会恢复到孕前水平。所以,大可不必追求这种高风险低回报的'两全其美'。"

当小竞的孕周达到 15 周时,因为考虑产后在上海没人照顾,她决定回老家分娩。

4

可回乡后不久,突然有一天晚上 10 点多,她打来电话:"高医生,我刚才上厕所时有一阵出血,颜色鲜红,量就像来月经一样。怎么办?"

"有肚子痛吗?"

"没有,就是略微有些酸胀。是不是跟我今天出门逛街有关? 我今天下午在外面走了 1 个多小时。"

"当然有关! 快,赶紧到医院去急诊,请医生看看出血是否来自于阴道,再做个超声看看会不会是胎盘前置状态。随时跟我保持联系。"我急切地说道。

一个小时后,小竞发来消息:"医生看了,阴道里出血很少,估计已经止住了。用多普勒听了胎心,也正常。说我可以不做超声。"

"可是,这样你还是不能明确出血的原因呀,万一回家再出血怎么办? 你之前的超声都是看肌瘤为主,可能并没有注意看胎盘的位置,所以,我觉得还是需要做一个超声。你可以跟医生再商量下,请她帮你做一个。"

半小时后,小竞把超声报告发了过来:胎盘下缘达宫颈内口,胎盘前置状态。

"怎么跟你估计的一样啊。"小竞惊叹道,"可是,接下去我该怎么办呢?"

"由于宝宝胎盘附着的位置比较低,所以随着子宫的增大,附着处与子宫壁之间发生错位就会导致阵发性、无痛性阴道流血。所以,千万要注意避免长时间的行走,以免诱发出血。当然,随着子宫的增大,子宫的下段会不断拉长,胎盘的相对位置也会逐渐上移,到时可能就只是边缘性前置胎盘或低置胎盘了,那样的话,产前、产后发生出血的危险性也会降低。所以,就别太担心了。"

"好的,听高医生这么一说,我也放心些了。后续还有漫长的 5 个多月的时间,但凡有问题,我可是要找您的哦。我需要您帮我和宝宝护航。"

"没问题! 只要你需要,我一直都在。"我给了小竞最想要的承诺。

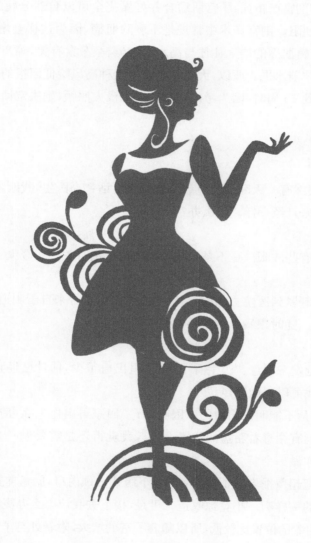